临床实用
经方20首

主　审　杨关林

主　编　张　哲　于　睿

副主编　徐宁阳　曹宇博　胡嘉格

编　委（按姓氏音序排列）

白若岑　陈智慧　段佳荞　关　乐　何信用

郎丰昊　李路珍　李姝奇　李思琦　钮　瑶

尚筱曼　孙宇衡　王雨轩　杨珺涵　尹　妮

人民卫生出版社

·北京·

图书在版编目（CIP）数据

临床实用经方 20 首 / 张哲，于睿主编 . —北京：
人民卫生出版社，2022.11

ISBN 978-7-117-34079-3

Ⅰ. ①临… Ⅱ. ①张… ②于… Ⅲ. ①方剂学 Ⅳ.
①R289

中国版本图书馆 CIP 数据核字（2022）第 226263 号

| 人卫智网 | www.ipmph.com | 医学教育、学术、考试、健康，购书智慧智能综合服务平台 |
| 人卫官网 | www.pmph.com | 人卫官方资讯发布平台 |

临床实用经方 20 首
Linchuang Shiyong Jingfang 20 Shou

主　　编：张　哲　于　睿
出版发行：人民卫生出版社（中继线 010-59780011）
地　　址：北京市朝阳区潘家园南里 19 号
邮　　编：100021
E - mail：pmph @ pmph.com
购书热线：010-59787592　010-59787584　010-65264830
印　　刷：三河市延风印装有限公司
经　　销：新华书店
开　　本：710 × 1000　1/16　印张：12　插页：2
字　　数：203 千字
版　　次：2022 年 11 月第 1 版
印　　次：2022 年 12 月第 1 次印刷
标准书号：ISBN 978-7-117-34079-3
定　　价：68.00 元
打击盗版举报电话：010-59787491　E-mail：WQ @ pmph.com
质量问题联系电话：010-59787234　E-mail：zhiliang @ pmph.com
数字融合服务电话：4001118166　E-mail：zengzhi @ pmph.com

张哲简介

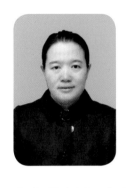

张哲,女,三级教授,主任医师,医学博士,博士研究生导师,辽宁中医药大学中医药创新工程技术中心副主任,中医脏象理论及应用国家教育部重点实验室副主任,国家中医药管理局首批青年岐黄学者,"973"项目首席科学家学术秘书,第五批全国老中医药专家学术经验继承工作继承人,首届中西医结合优秀青年贡献奖获得者,辽宁省第六批"百千万人才工程"百人层次人选,第八届辽宁青年科技奖"十大英才"获得者,辽宁省高等学校优秀人才,第九届辽宁省优秀科技工作者,沈阳市第八届"四尊"先进工作者,兼任世界中医药学会联合会中药上市后再评价专业委员会常务理事、世界中医药学会联合会痰证学专业委员会常务理事、世界中医药学会联合会疼痛康复专业委员会常务理事、中国医师协会循证医学专业委员会循证中医学组第一届委员会副主任委员、中华医学会临床流行病学和循证医学分会第七届委员会专业学组成员、中华中医药学会老年病分会常务委员、辽宁省中西医结合学会痰瘀论治专业委员会主任委员、辽宁省中西医结合学会心血管病预防与康复专业委员会副主任委员。

在科研实践中,曾获得国家重点基础研究发展规划(973计划)、辽宁省教育厅科学技术研究项目、中国博士后科学基金、国家科技重大专项、辽宁省高等学校优秀人才支持计划等支持基金。擅长治疗心血管疾病,包括高血压、心绞痛、心肌梗死、心律失常等。于中医内科杂病,如咳嗽、发热、头痛、眩晕、虚损、胃痛、胃胀、腹痛、腹泻、便秘、失眠、消渴、湿疹及亚健康状态调理等也有深入研究。

以第一或通讯作者发表论文53篇,其中SCI 5篇、核心期刊48篇,参与制订、修订国际标准1项、国家标准1项、地方标准2项、团体标准2项,参与主持国家级课题9项、省部级课题11项,获辽宁省科技进步奖一等奖1项、辽宁省科技进步奖三等奖1项、辽宁省杰出科技工作者,出版专著9本,其中主编专著2部、副主编6部、主审1部,获发明专利2项,实用新型专利9项,获软件著作权5项,研制创新制剂1项。

于睿简介

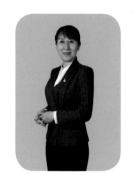

于睿,女,博士研究生导师,主任医师,医学双博士,中共党员,辽宁中医药大学科技处处长,辽宁省名中医,第四批全国临床优秀人才,辽宁省五一劳动奖章获得者,辽宁省"兴辽英才计划"科技创新领军人才,辽宁省特聘教授。获"襄阳市第一人民医院抗击新冠肺炎优秀共产党员"称号。

中华中医药学会名医学术研究分会副主任委员,中国中医药信息学会科技创新与成果转化分会副主任委员,辽宁省中医药学会热病专业委员会主任委员,辽宁省中医药学会心病专业委员会副主任委员。

擅于六经八纲辨证论治常见病,尤擅难治性疾病、双心疾病治疗。善治冠状动脉狭窄及 PCI 介入术后综合征,家族性血脂代谢异常证,顽固性高血压,病态窦房结综合征等心律失常,扩张型心肌病等导致的慢性心功能不全,顽固性失眠,抑郁症以及各种疑难杂症。

新冠疫情暴发,主动请缨,断发出征驰援襄阳,连续工作 39 天。作为辽宁省第一批援襄医疗队中医专家、襄阳市中医药防控危重症救治巡诊专家,充分发挥中医药特色优势,精准研判,辨证论治,一人一方,提高救治率,降低死亡率。制定《襄阳市集中隔离康复点新冠肺炎出院患者中医药康复指导方案》,并在襄阳市 62 个康复隔离点视频会上进行培训,以"内外兼治、身心同调"为治疗原则,开展中医特色疗法促进新冠患者身心康复。返沈后第一时间总结抗疫经验,先后进行 53 场抗疫专题讲座。中央电视台、人民网、《辽宁日报》等多家媒体对其传承抗疫精神与经验进行了报道。

在科研实践中,先后主持国家自然科学基金、省科技厅重大专项,参与科技部重大新药创制专项等各类项目 20 余项。深入挖掘"肝主疏泄"脏象理论,首创清脂通脉颗粒,完成了有效性、安全性评价研究,获得动脉粥样硬化有关的专利 2 项,出版学术著作 20 余部,发表学术论文百余篇,获得辽宁省科技进步奖一、二、三等奖及其他奖励 10 余项。

前　言

　　方证辨证，又叫方剂辨证、汤方辨证，是以辨识方剂应用指征或适应证以及方证病机为特征的一种辨证方法。即通过辨析方剂主治之方证而进行的辨证方法。辨"方"之病机，辨病机之主证，方－机－证相贯，见"证"知方，因"方"识证，即每一首经典方剂都对应一个确定的病机，而此病机往往反映为一组特异性的症状和体征，即证，如此方、证便形成了较强的契合关系，这种思维方式就是"方证辨证"思想。"方证辨证"思想在漫长的中医历史中早有根基，不是来源于理论的推断，而是几千年来中华民族在实践中与疾病不断斗争的经验总结，在《伤寒论》研究中亦源远流长，影响深远，是伤寒学术流派中的方证派的辨证思想，现代医家刘渡舟指出，"认识疾病在于证，治疗疾病则在于方，方与证乃是伤寒学的关键"。方证辨证思想在《伤寒论》的研究、学习和应用中有着不可取代的作用和独特优势，是准确运用经方的一条捷径。方证辨证方法观察患病之后人体所处状态及反映在外的病证，在明确病证特点的基础上，选择相应处方，即强调"有是证用是方，无是证则去是药""病证与方相应者乃服之"，不是简单的症状叠加。方证辨证看似是以"证－方"的形式，但实际上是"证－机－方"的形式分析疾病，如无病机，方证辨证就如同守株待兔、刻舟求剑，失去了生机，辨方证是继六经八纲辨证之后更具体、更详细的辨证。临床只要抓准主证，即可快速认清病机，遣方用药，避免了各种思想带来的分歧和干扰，提高了辨证论治的准确性。

　　本书选取常用的 20 首经方，结合个人方证心得、同仁经验及部分名家心法，进行了较为详细的阐述，希望能为读者尤其是广大青年学子提高方证应用水平提供帮助。在本书编撰过程中，我们得到了许多专家的指导，参考了大量期刊资料，在此谨向各位专家和论文作者表示衷心感谢。

张哲　于睿

2022 年 10 月于沈阳

目　录

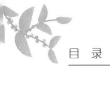

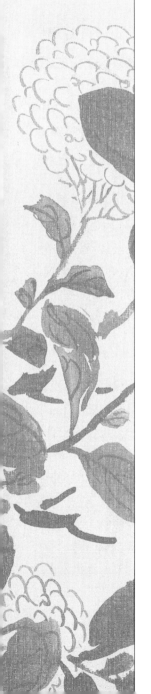

第一章　白虎汤

一、经典原文

1. 伤寒,脉浮滑,此以表有热,里有寒,白虎汤主之。(《伤寒论》第 176 条)

2. 三阳合病,腹满身重,难以转侧,口不仁,面垢,谵语,遗尿。发汗则谵语;下之则额上生汗,手足逆冷。若自汗出者,白虎汤主之。(《伤寒论》第 219 条)

3. 伤寒脉滑而厥者,里有热,白虎汤主之。(《伤寒论》第 350 条)

二、功效主治

【功效】清热止渴,益胃生津。

【主治】阳明气分实热。

【症状】发热自汗,面赤口渴;目痛鼻干,头痛面垢;心烦躁乱,谵语,不得卧;口不仁。

三、研方心得

(一)白虎汤中用粳米,清中透达渗利强

其一,粳米甘平入胃,擅益气生津,可防大寒之品伤及胃气,又防大热之邪消灼胃津,使其"攻"不伤正,"补"不留邪。其二,粳米与炙甘草合用,取其甘缓留中之功,使方中石膏、知母寒凉苦降之药力"不速下行"而"留连于胃",保证药效留驻中焦,最大限度地发挥本方的"清中"之力。

其三,粳米与甘草合用,甘以缓之,借其甘缓之性,可使方中石膏、知母的清热作用时间延长、药力稳定持久。其四,粳米"淡渗下行,能利小便",引热下行,使阳明内蕴之热自小便而去;更与辛寒之石膏(寒以清热,辛以解肌,透热外出)合用,融清、透、利于一方,清中寓利,利中寓透,三管齐下,能更有效地祛除内蕴之热。

(二)辛寒清热之重剂,犹如白虎下山之迅猛

历代医家都将白虎汤称为"辛寒清热之重剂",因为其清热功能十分迅猛,犹如白虎下山一般。无论是在医圣自己所著的经典之中,还是在后代医家借鉴运用的时候,都将白虎汤作为清热的基础方,在其之上可以加减运用滋生出诸多的方剂,比如伤寒体系本身,就有白虎加人参汤,用于治疗阳明胃热弥漫所导致的津气两伤。凡热久伤津,见口渴狂饮,宜加人参及天花粉、石斛等;若温病气营两燔,或发斑疹,宜加牡丹皮、生地、玄参、水牛角以气营两清;若湿温病,湿热俱重者,宜加苍术等;对本方证伴有阳明腑实证者可与硝黄合方;伴风寒外束之证可加葱白、豆豉、细辛;伴骨节疼痛者可加桂枝;对于血液病或女性崩漏,而见烦热口渴者可用本方加阿胶、生地等。本方药性峻猛,宜每日观察病情变化,邪退正衰时当调整方药以善其后,万不可守"效不更方"之陈规。但若病情顽固者,本方亦有连用数剂,或十余剂,乃至数十剂者,只要其方证仍在,便可放胆用之。

(三)阳明气分四主症,养阴解暑疗温病

白虎汤用来治疗伤寒阳明经实热证而未成腑实者,太阳经证已经传变入里,若见到脉浮者,说明其热仍在表,不可与白虎汤,本方所治谓"表里俱热",即从里到外、由外到里都热透了,患者在身热(多是高热)的同时,伴有出汗,不怕冷反怕热,口干舌燥,欲饮水,脉大有力。后世吴鞠通应用白虎汤治疗温病,吴氏认为白虎汤适用于温邪由太阴肺络卫分顺利传入阳明胃经气分的证候。白虎汤用于伤寒和温病之分,往往是区别于病因,是风寒化热,或感于温邪。热势亢盛,肺胃津伤,津伤则气耗,我们常常将其典型表现概括为大热、大渴、大汗、脉洪大,同时也会有正气虚耗,如疲乏等表现,吴鞠通《温病条辨》载:"若其人脉浮弦而细者,不可与也;脉沉者,不可与也;不渴者,不可与也;汗不出者,不可与也。"也明确指出了白虎汤四禁。

（四）适应证

形瘦面白,皮肤粗糙,腹胀大,腹皮较急而按之缺乏底力。舌象有其显著的特征,即舌质偏红,舌面干燥无津,苔少,或黄燥或白糙,或干黑有芒刺。若苔滑润或黏腻,则非本方所宜。脉象为滑数有力,脉形洪大,凡见脉浮细芤迟或沉实、结代均不可用本方。

四、临床应用

（一）个人验案

患者梁某,男,56岁。初秋患外感,发热不止,体温高达38℃,自行服用退热药后高热得退。四五日后,发热增至39.5℃,大渴引饮,时有汗出,而手足厥冷,舌绛苔黄,脉滑而大。

中医诊断为阳明热盛于内,格阴于外,阴阳不相顺接的"热厥"之证。治当辛寒清热,生津止渴,以使阴阳之气互相顺接而不发生格拒。处以白虎汤。

处方:生石膏30g、知母9g、炙甘草6g、粳米6g。2剂。

按语:患者先是外感发热,后结合舌象脉象判断,已纯粹入里化热了。白虎"四大症"为大热、大汗、大渴、脉洪大。患者"时有汗出,而手足厥冷,脉滑而大",虽与之有异,但病机相同。洪脉本带滑象,均言气血涌动之象。《伤寒论》335条:"伤寒一二日至四五日厥者,必发热;前热者,后必厥。厥深者热亦深,厥微者热亦微。"乃因热伏于内,阳气不得外达所致,并非每个患者都会如此,因患者体质存在差异所致。患者此时高热,但时有汗出,一来因热盛,阳气内闭不能外达,无法逼迫津液外泄,二来因患者已高热数天,热伤津液,津液很大程度已经损伤;患者身热手足反厥冷,亦为内蕴大热而有假象,分析判断为白虎汤证的征象。"舌绛"为初涉营分,气营两燔但仍以气分为主,应该以治气分为主,不宜加血分药做所谓的预防,以免引邪深入营血,故仍用白虎汤。

（二）名家医案

1. 仝小林治疗糖尿病酮症酸中毒验案[①]　夏某,女性,54岁,黑龙江省农

① 周强,赵锡艳,彭智平,等.仝小林教授运用白虎汤治疗糖尿病酮症酸中毒验案[J].中国中医急症,2012,21(12):1929.

民。2008年10月13日初诊:2004年10月,因昏迷急诊入院检查,发现尿酮(+++),随机血糖22mmol/L,完善检察确诊为2型糖尿病、糖尿病酮症酸中毒,并予系统治疗。患者出院后用药不规律,反复发作2次,每次均以胰岛素及补液治疗,酮体阴性后作罢。患者2周来因农忙未规律服用降糖药,近5天来发生呕吐求诊。刻下症:口干饮冷,日饮5L,呕吐时作,乏力消瘦,近1个月体重下降6kg。头昏沉,饮水后即刻见汗如珠滚,尿频,夜尿2次,大便正常量偏少。纳食少,嗜睡。面色苍白,舌质黯红,少苔,舌下静脉增粗,脉沉略数。患者未用胰岛素治疗。当日空腹血糖(FBG)15.6mmol/L;尿常规示酮体(++),尿糖(+++),尿蛋白(+)。诊断为2型糖尿病、糖尿病酮症酸中毒。处方:生石膏120g,知母60g,炙甘草15g,粳米30g,天花粉30g,黄连30g,生姜5大片。

　　2008年10月20日复诊,患者在治疗过程中未用任何降糖西药。患者服药2剂,口渴减轻,尿常规示酮体(+),尿蛋白(-),尿糖(+)。服药至6剂,尿常规示酮体(-),尿蛋白(-),尿糖(+);血糖(FBG)8.9mmol/L,餐后血糖(PBG)12.3mmol/L。处方:患者口渴饮冷缓解,减量生石膏至60g,知母至30g;加西洋参9g益气养阴以调护;加格列齐特缓释片60mg/d,进一步控制血糖。服上方28剂后病情平稳,改为散剂,27g/次,每日2次,煮散10min,汤渣同服。

　　按语:患者以"呕吐、渴饮"为主症就诊,且喜冷饮。阳明胃火亢盛,蒸灼津液,液被火炼而亏,则思源以灭火,索冷以去热。胃火妄动则呕吐,壮火食气则疲乏嗜睡,火热下趋膀胱见夜尿多,又尿中酮体为水谷运化失常形成之膏浊。考究其源,为热盛伤阴之证,盖其热为主、火为先,阴伤津少为其果。参考糖尿病酮症酸中毒的特点,血糖异常为源头,液体丢失是主因,当佐以补液降糖之法。该患者为"郁、热、虚、损"之典型热阶段,虽无身大热、脉洪大,白虎汤之四大症未悉具,但其"口渴喜冷"已能概全,为热盛伤津之证。予清热生津之法,此热不在阳明腑,又无有形实邪内扰,故不宜承气类以通腑;又较大黄、黄连泻心之热更急、稍表,在气分而未深入脏腑,且伤阴而不宜以苦寒直折为主,更不能滋阴以救火,盖火大而劲猛,杯水焉能救车薪。病急根在釜底之薪,故立抽薪之法,是澄源之治,辅以添水灭火。

　　2. 黄煌医案[①]　程某,女,16岁,学生,1995年9月14日初诊。2年前因消瘦烦渴多饮,甲状腺肿大,某医院诊断为甲状腺功能亢进症。服甲巯咪唑治疗效果不明显,病情日益加重,上课无法集中注意力,不能坚持上学,转诊于黄教

①　温兴韬.黄煌教授对白虎汤的认识与应用[J].国医论坛,1998(1):22-23.

授。患者体形消瘦,两眼球突出,颈部弥漫性肿大,舌面干燥无津,舌苔少,脉浮大而数,重按无力。询知患者恶热喜冷,口渴,每天必饮大量冷开水或冰淇淋,常感心悸动,汗多。1995年8月2日化验,三碘甲状腺原氨酸(T3)2.8ng/ml,四碘甲状腺原氨酸(T4)199ng/ml;心电图示频发房性期前收缩。处方:生石膏50g,知母12g,龙骨25g,牡蛎30g,山药25g,天花粉15g,天冬10g,麦冬10g,北沙参15g,生甘草3g。服7剂。于9月21日复诊,药后烦渴多汗等症状好转,舌脉同前,原方知母加至20g。之后效不更方,唯知母的用量均在20g以上,牡蛎用量在40g以上,服药期间停服西药,并坚持上学。共服药百余剂后,症状基本消失,甲状腺恢复至正常大小,突眼也明显减轻,期前收缩消失,面色红润,学习成绩明显提高,体重增加。1996年2月8日查T3 1.8ng/ml,T4 105ng/ml,已属正常范围。

按语:黄教授认为,此证以烦热为主症,故当重用知母,以清其气分之热。其甲状腺肿大,不必用海藻、昆布软坚,清降其气火即可。患者虽无烦躁的主诉,但其学习注意力分散,即可视为烦躁。牡蛎主治胸中动悸,其频发房性期前收缩、心动悸不安是牡蛎证,故当重用牡蛎。本例共服用石膏达5 000g,知母达2 400g,牡蛎达5 000g,虽大剂寒凉重镇,患者毫无所苦,尚觉微有甘味,可见药证的对,用可放胆。

(三)临床应用

1. 高热[①] 徐某,男,27岁。来诊1周前,因感冒受凉,发热,体温38.5~40.5℃,头痛、身痛、全身困乏,先后服用红霉素片、氯苯那敏、安乃近等药物,并用5%葡萄糖氯化钠注射液(GNS)500ml加注射用头孢噻肟钠5g、地塞米松注射液10mg,10%葡萄糖注射液(GS)500ml加维生素C注射液3g、清开灵注射液18ml静脉滴注,每日1次,治疗1周,诸症不解,延余诊治。化验:白细胞6.4×10^9/L,红细胞4.0×10^{12}/L,血红蛋白120g/L,中性粒细胞0.63,淋巴细胞0.37。神经系统:巴宾斯基征阴性,戈登氏征阴性。高热(体温39.4℃),头痛连及颈项,大汗出,干呕,口渴欲饮,小便利,大便干涩,脉浮数,舌象正常。脉症合参,辨属阳明证,方用白虎汤加味:生石膏60g,知母15g,甘草6g,金银花30g,连翘30g,僵蚕15g,粳米10g。1剂,水适量,武火急煎,以米烂为度,频服,不拘时。服药后2h,大便1次,4h后体温渐降至37.8℃,6h后恢复至正常

---

① 郭士华,李登峰.经方治验3则[J].国医论坛,2007(3):9.

体温,无反复,诸症消失。

2. 月经量少合并慢性湿疹[①]　患者女,45 岁,月经量少 2 年,慢性湿疹 4 年。一诊:2016 年 5 月 31 日。月经量少 2 年,慢性湿疹 4 年,末次月经 5 月 20 日,量少,4 天净,面部颌下皮肤潮红瘙痒,有抓痕,未见明显高出皮肤丘疹,舌质红,苔薄腻,脉细。处方:茯苓 15g,桂枝 6g,赤芍 12g,牡丹皮 9g,柴胡 5g,桃仁 9g,半夏 9g,炒黄芩 9g,荆芥 9g,石膏 30g,知母 9g,炙甘草 3g。7 剂。二诊:2016 年 6 月 6 日。皮肤瘙痒潮红均好转,近来感冒,舌质红,苔薄腻,脉细。予疏风散寒、化湿解表方剂治疗 2 周。三诊:2016 年 6 月 20 日。诉 6 月 16 日转经,量少,舌质红,苔薄,脉细。处方:5 月 31 日方去荆芥,加羌活 9g,枳壳 9g。7 剂。四诊:2016 年 6 月 27 日,局部湿疹已愈,舌质红,苔薄腻,脉小弦。续服上方加减 3 周。末诊:2016 年 7 月 25 日,7 月 13 日转经,量较前显增,局部湿疹未再复发,续前方加减调经月余,经量适中,湿疹已愈,未再复发。

3. 痄腮[②]　张某,男,11 岁,2013 年 5 月 16 日初诊。3 天前发热,咽痛,第二日,热势更高,头痛,并于右耳下感肿痛,咀嚼困难,经用克林霉素、炎琥宁等药治疗未缓解而到我院就诊。现症见:壮热头痛,体温 39.2℃,烦躁,口渴,喜冷饮,尿黄。右耳下部肿胀、疼痛,质地中等,中心无波动感,同侧腮腺管口红肿,舌红苔黄,脉数有力。血常规检查:白细胞 11×10^9/L,淋巴细胞 0.46;尿和血清淀粉酶正常。证属肺胃热毒。治宜清热解毒、活血消肿。投自拟白虎清热活血汤原方:生石膏 50g(先煎),粳米 30g(先煎),葛根、柴胡、赤芍、紫丹参各 15g,知母、黄芩、金银花、连翘、板蓝根、玄参、枳实、陈皮、甘草各 10g。另备大黄粉、酸醋适量。日 1 剂。外用大黄粉醋调敷患部。经治 3 日痊愈,2 周后追访未复发。

4. 带状疱疹后遗神经痛[③]　耿某,男,76 岁,农民,2004 年 11 月 19 日初诊。自述 2 月前,患额部带状疱疹,经多方诊治疱疹消退,而剧痛未止。查:局部皮肤紫黯,舌质红,苔黄,脉洪大。喜冷饮,大便可,小便微黄。查前医之方,多为清热解毒、泻肝火、凉血祛瘀止痛之剂,用之多不效验。细问患者得知,每次疼痛发作,必大量饮冷水,甚至食生鸡蛋 4~5 枚,疼痛方减轻。综合上述脉症特点,辨证为白虎汤证。药用生石膏 40g,知母 12g,生甘草 10g,粳米 60g,水煎

① 巴东娇,付金荣,蔡玲玲.白虎汤治疗妇科疾病合并慢性湿疹 2 例[J].中医临床研究,2017,9(27):84-85.
② 付良,徐金柱,范德斌.范德斌教授应用白虎汤经验[J].贵阳中医学院学报,2014,36(6):124-125.
③ 谭红刚,张俊一.白虎汤应用 2 则[J].河南中医,2007(1):7.

服。1剂后渴饮大减,疼痛亦轻。效不更方,前方再加丹参30g,赤芍10g,生白芍40g,土鳖虫20g,醋延胡索15g,全蝎8g,水煎服,每日1剂。再服3剂后渴饮消,疼痛大减。继服上方10剂而愈。

(四)临床研究

1. **脓毒症**[①] 将60例脓毒症患者按随机数字表法分为白虎汤组和激素组,各30例,两组均予西医常规治疗,白虎汤组予白虎汤汤剂治疗,激素组予地塞米松治疗,观察两组患者的临床疗效。结果:两组治疗后白细胞细素-6(IL-6)、白细胞介素-10(IL-10)、单核细胞人白细胞DR抗原(HLA-DR)、白细胞(WBC)、C反应蛋白(CRP)均有改善,白虎汤组改善程度优于激素组($P<0.05$)。两组治疗前后SOFA评分组内差异有统计学意义($P<0.05$),组间差异无统计学意义($P>0.05$)。

2. **川崎病**[②] 将临床确诊为川崎病的患儿62例,随机分为中西医治疗组32例,对照组30例。观察中药在川崎病治疗中对体温、血小板、C-反应蛋白(CRP)、红细胞沉降率(ESR)、冠状动脉的影响。首先对62例患儿进行常规西医治疗,主要采用抗凝血、抗炎等对症及支持疗法,治疗组患儿在上述治疗基础上应用白虎汤治疗,处方组成:知母、石膏(碎)、甘草(炙)、粳米(3岁以内剂量分别为:6g、9g、4g、4g;3岁以上剂量分别为:9g、12g、6g、6g)。结果:能有效改善发热症状,炎症(控制CRP和ESR)、血小板上升、冠状动脉炎症都得到改善。

附1 名家论述

1.**《伤寒明理药方论》(成无己)** 白虎,西方金神也,应秋而归肺……夏热秋凉,暑暍之气,得秋而止。秋之令曰处暑,是汤以白虎名之,谓能止热也。知母味苦寒,《内经》曰:热淫所胜,佐以苦甘。又曰:热淫于内,以苦发之。欲彻表寒,必以苦为主,故以知母为君。石膏味甘微寒,热则伤气,寒以胜之,甘以缓之,热胜其气,必以甘寒为助,是以石膏甘寒为臣,甘草味甘平,粳米味甘平,脾欲缓,急食甘以缓之。热气内蕴,消燥津液,则脾气燥,必以甘平之物缓其中,故以甘草、粳米为之使。是太阳中暍,得此汤则顿除之,即热见白虎而

① 胡星星,刘绛云,郭静生,等.白虎汤治疗脓毒症的临床观察[J].中国中医急症,2017,26(12):2192-2194.
② 王玉君,周莹.白虎汤治疗川崎病32例[J].陕西中医,2011,32(11):1458-1459.

尽矣。

2.《医方考》(吴昆)　石膏大寒,用之以清胃;知母味厚,用之以生津;大寒之性行,恐伤胃气,故用甘草、粳米以养胃。是方也,惟伤寒内有实热者可用之。若血虚身热,证象白虎,误服白虎者死无救,又东垣之所以垂戒矣。

附2　类方鉴别(见表1)

表1　白虎汤类方鉴别

方名	原文	病机	症状	组成	治则
白虎汤	伤寒,脉浮滑,此以表有热,里有寒,白虎汤主之	阳明气分热盛	大烦渴而欲饮水数升,口燥渴而背微恶寒,或大汗烦渴而时时恶风等症	石膏,知母,甘草,粳米	清热止渴,益胃生津
白虎加人参汤	伤寒,若吐、若下后,七八日不解,热结在里,表里俱热,时时恶风,大渴,舌上干燥而烦,欲饮水数升者,白虎加人参汤主之	阳明热盛,气阴两伤	伤寒或温病,里热盛而气阴不足,发热,烦渴,口舌干燥,汗多,脉大无力;暑病津气两伤,汗出恶寒,身热而渴	知母,石膏,甘草,粳米,人参	清热泻火,益气生津
白虎加苍术汤	湿温憎寒壮热,口渴,一身尽痛,脉沉细者,此方主之	阳明热盛兼太阴湿阻	湿温病,身热胸痞,多汗,舌红苔白腻。现用于风湿热、夏季热等	知母,甘草,石膏,苍术,粳米	清温燥湿
白虎加桂枝汤	温疟者,其脉如平,身无寒但热,骨节疼烦,时呕,白虎加桂枝汤主之		温疟,其脉如平,身无寒但热,骨节疼烦,时呕,风湿热痹,壮热汗出,气粗烦躁,关节肿痛,口渴苔白,脉弦数	知母,石膏,甘草,粳米,桂枝	清热通络止痛
竹叶石膏汤	伤寒解后,虚羸少气,气逆欲吐,竹叶石膏汤主之	伤寒、温病、暑病余热未清,气津两伤	热病后期,体形羸瘦,虚烦少气,气逆欲呕,而不能饮食等症。身热多汗,心胸烦热,气逆欲呕,口干喜饮,气短神疲,或虚烦不寐,舌红少苔,脉虚数	竹叶,石膏,半夏,麦门冬,人参,甘草,粳米	清气分热,清热生津,益气和胃

续表

方名	原文	病机	症状	组成	治则
玉女煎	玉女煎,治水亏火盛,六脉浮洪滑大,少阴不足,阳明有余,烦热干渴,头痛牙疼,失血等证,如神。若大便溏泻者,乃非所宜	胃热阴虚	头痛,牙痛,齿松牙衄,烦热干渴,舌红苔黄而干。亦治消渴,消谷善饥等	石膏,熟地黄,麦冬,知母,牛膝	清胃泻火,滋阴增液
化斑汤	太阴温病,不可发汗,发汗而汗不出者,必发斑疹;汗出过多者,必神昏谵语。发斑者,化斑汤主之	气血两燔之发斑	发热或身热夜甚,外透斑疹,色赤,口渴或不渴,脉数等	石膏,知母,甘草,玄参,水牛角,粳米	清气凉血

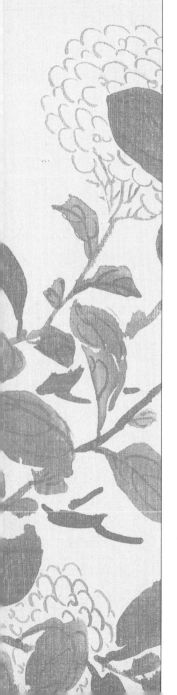

第二章　半夏泻心汤

一、经典原文

1. 伤寒五六日，呕而发热者，柴胡汤证具，而以他药下之，柴胡证仍在者，复与柴胡汤。此虽已下之，不为逆，必蒸蒸而振，却发热汗出而解。若心下满而硬痛者，此为结胸也，大陷胸汤主之。但满而不痛者，此为痞，柴胡不中与之，宜半夏泻心汤。（《伤寒论》第149条）

2. 呕而肠鸣，心下痞者，半夏泻心汤主之。（《金匮要略·呕吐哕下利病脉症治》）

二、功效主治

【功效】辛开苦降，和胃消痞。
【主治】寒热互结之痞。

三、研方心得

（一）上呕中痞下肠鸣，气机升降需理顺

患者素有痰饮，或是脾虚湿盛，若外感邪气入里化热或饮食失调、情志内伤化火，焦灼津液，炼津化痰，加之患者本身有痰饮的话，致使痰湿阻滞中焦，使其气机紊乱。《黄帝内经》曰："清气在下，则生飧泄；浊气在上，则生膜胀。"故气机本应清升浊降，中焦的气机更应顺应天时人和，脾升胃降，然少阳病误下，伤及脾胃，脾不升胃不降，中焦运转失常，则气机运行紊乱。因此若痰饮阻滞，

气机不得条达,胃气上冲,即"上呕";当气机斡旋于中焦,气机失常,易心下痞满,即"中痞";当气机阻滞于大肠,饮留肠间,水气互结,则肠间辘辘,即"下肠鸣"。

(二)上热下寒乱象多,寒热错杂需审辨

依仲景原文"柴胡汤证具",少阳病误下,以方测证可知,患者体内本有热象,又可因患者素有痰饮,加之邪气侵袭,入里化热,阻滞中焦,上热之征象即可见。素有痰饮可见脾阳不振,脾不升清,清气下陷致肠鸣下利,因脾经虚寒,故用温脾经之要药——干姜。生姜因其入肺胃经,且温阳散寒的力量不及干姜,故本方不采用。临床辨证的过程中也要仔细结合舌脉、饮食等在不同个体的寒热表现,具体证候因人而异,较之教科书中的证型要复杂得多,如患者舌淡而胖,但舌苔黄腻、舌质红或者舌苔白、舌苔黄白相兼,质红而喜热饮,食入即吐;又或者患者喜凉饮,却又大便完谷不化等,寸实而有力,尺虚而无力。因此此方采用黄芩、黄连苦寒降逆,其仲景方之比为 3∶1,黄连药之所以比黄芩量少,仅防黄连苦寒败胃。

(三)脾胃虚实误象多,阴阳失衡需整合

其人素有痰饮,痰饮积聚为实邪,又因此方属少阳病误下,伤及脾胃,脾胃虚弱,气机不畅,痰气胶结,故心下痞满,患者表现虽痞满但不觉疼痛,临床易辨证为实证,但其脾胃虚损为本,因此此方用人参、甘草、大枣以顾护胃气,补中益气。因脾属至阴之脏,喜燥恶湿,故需属阳之境,然遭寒性药物的误下,使脾的阴阳失衡,所以本方采用半夏燥湿化痰,其性温且辛,故用辛温以散寒,使阴阳调和,正如《伤寒论》所言:"阴阳自和者,必自愈"。

(四)体质状态营养好,但其虚实夹杂中

多适合于营养状况较好,其唇舌红,苔多黄白相兼且多腻,大多数为青壮年患者,易发口腔溃疡,易上腹部不适或疼痛,易腹泻,或时常伴有焦虑、急躁等性格倾向。

四、临床应用

（一）个人验案

患者黄某,女,61 岁。就诊时间:2018 年 5 月 9 日。患者失眠多梦 14 年,加重 3 个月为主诉就诊。现症见:失眠多梦,神疲乏力,心悸怕冷,口干咽燥,喜饮凉水,手心热,足心凉,脘腹胀满,午后尤甚,舌红绛,苔黄腻,脉沉细。

中医诊断:不寐。

中医证型:上热下寒。故而以和中降逆,滋阴补阳为治,以半夏泻心汤合地黄饮子加减。

处方:清半夏 10g、黄连 5g、黄芩 7.5g、干姜 10g、知母 10g、大枣 10g、炙甘草 10g、熟地黄 10g、山茱萸 10g、石斛 10g、麦冬 10g、五味子 10g、石菖蒲 10g、远志 15g、茯苓 15g、肉苁蓉 10g、肉桂 5g、紫苏叶 15g、人参 5g、陈皮 15g。7 剂,水煎服,每日 1 剂。

二诊:患者自述失眠、乏力、多梦减轻,手心热,足心凉,舌红绛,苔黄腻,脉沉细。

处方:熟地黄 10g、山茱萸 15g、石斛 15g、麦冬 15g、五味子 10g、石菖蒲 15g、远志 15g、茯苓 15g、肉苁蓉 10g、肉桂 10g、巴戟天 10g、茯神 15g、莲子 15g、泽泻 15g、砂仁 10g、黄连 5g。7 剂,水煎服,每日 1 剂。

按语:舌红绛,苔黄腻,即湿热之象,又证见脘腹胀满不舒,为脾胃虚弱,升降失司,气机壅滞。四诊合参考虑患者失眠,一因热扰心神,心神不安则心悸不寐,睡梦纷纭;二因脾虚运化无力,气血虚难以养胃,胃不和则卧不安,脉细为阴血虚,难以养心神;三因老年女性久病损肾之阴阳,故和胃兼补肾以达治疗失眠之功,治病求本。除上述热象还见怕冷,足心凉,寒热错杂,为上热下寒之象。故选取方药半夏泻心汤合地黄饮子加减,半夏泻心汤辛开苦降,寒热并调。半夏燥湿健脾,黄芩、黄连苦寒清热降逆而和胃,苦降泄满,干姜温里散寒,且和半夏相配,有辛开散结之功。人参、大枣、甘草甘温以调补脾胃之虚,脾升胃降,条达中焦气机,痞塞自消。地黄饮子滋阴温阳,阴阳双补,上下同治。熟地黄、山茱萸补肾填精;肉苁蓉温壮肾阳,合用以治下元虚衰。肉桂助阳益火,温养下元,摄纳浮阳,引火归原;石斛、麦冬滋阴益胃,补后天以充先天;五味子酸涩收敛,合山茱萸可固肾涩精,伍肉桂能接纳浮阳。石菖蒲、远志、茯苓开窍化痰,以治痰浊阻窍之标,又可交通心肾。诸药合用,标本兼顾,阴阳并补,上下同治,而以治本治下为主,下元得以补养,虚阳得以摄纳,水火相济。加知母清热泻火,滋阴润燥,紫苏叶、陈皮条达上下一身之气,复诊失眠等症状好转,以地黄饮子加减,续服7剂。

(二)名家医案

1. 路志正医案[①] 胡某,女,50岁,1981年3月14日门诊。心下痞,腹胀,胃中嘈杂喜矢气,嗳气,心慌气短,四肢肿胀,时有自汗,背痛,寒热往来,胸中懊恼,失眠,小便时黄,大便时干或不爽,苔薄黄、舌红,脉弦细微数。以辛开苦降、健脾利气、宣通气机为治,用半夏泻心汤减大枣之腻,加香橼皮理气宽胸,白芍药和营卫。处方如下:半夏2g,干姜2g,黄连6g,黄芩9g,太子参9g,甘草6g,香橼皮9g,白芍药12g。5剂,每日1剂,水煎服。

按语:本例为邪热阻滞心下,气机不利,则心下痞,腹胀,胃中嘈杂喜矢气,嗳气,脾虚气分不足,故心慌气短,四肢肿胀,时自汗,营卫不和而背痛及寒热往来,热扰心经,波及小肠,故胸中懊恼,失眠,小便时有黄,脾虚气机失常,则大便时干或不爽;脾虚湿郁化热,故口干不思饮,苔薄黄、舌红,脉弦细微数。证属脾虚湿滞化热,阻滞胃脘,气机不利而致痞。路老辨治用半夏泻心汤,药到而收功。

2. 仝小林医案[②] 张某,女性,26岁,学生。面部粉刺反复发作6年,春夏季节重,伴有背部广发粉刺,时痒,曾服大量清热解毒中药而未效。细问,知其平日四肢末端欠温稍凉明显,同时手脚心热,入夜尤甚。现颜面潮红,皮肤灼热,痤疮以脓疱为主,挤压有白色米粒样分泌物排出。时常便秘。舌红,苔薄黄边齿痕,脉数。诊断为痤疮(寒热错杂)。处方:清半夏30g,黄连15g,黄芩30g,丹参30g,生甘草15g,白芍15g,生姜3片。水煎服,日1剂。服14剂后,颜面、背部痤疮已愈大半,四肢末端温凉如常人。后改水丸服1月善后,诸症悉平。

按语:"面部痤疮"为患者之主诉,盖其证属寒热不调,阴阳失和所致。四末为阴经与阳经相交之所,四末不温则因阳无所至,阴无所往,当属阳郁之四逆证。阳郁于内,心肾火旺,则手脚心热。此热之属实难判定,当有虚有实,且

---

① 路志正,易瑞云.五种泻心汤的临床运用和体会[J].广西中医药,1984,7(2):25-27.
② 周强,仝小林,刘桂芳,等.经方新用之仝小林教授运用半夏泻心汤医案四则[J].中医药信息,2010,27(4):11-13.

实多虚少,悉其本质为郁也,阳郁于内而不能向外宣发,而阴又不能内敛其性,故走诸阳之汇——面部;背部亦为阳主,故易发痤疮。考虑痤疮之病的特点,多有火、痰、瘀之交错。盖医见青壮年之痤疮患者,多以火毒概之,或求之以心肾火旺、君相不交所致,却不知其外仍有寒热并存之用。

(三)临床应用

1. **小儿腹泻**[①]　李某,男,3岁,呕吐、腹泻、腹痛5天。患儿5天来泄泻,大便每日4~6次,黄色糊水样便,伴呕吐3~4次,外院检查无异常。曾口服药物1天,输液3天,效不佳(用药不详)。诊见:精神尚可,口唇稍干,纳食量减少,腹胀,时有肠鸣,舌稍红,苔黄腻稍厚,脉滑数,关脉无力。中医诊断:泄泻。西医诊断:腹泻病。辨证:湿热中阻,脾胃虚弱。治法:清化湿热,健运脾胃。方药:太子参6g,黄芩10g,黄连3g,法半夏6g,干姜2g,生姜2g,炙甘草3g,乌梅10g,茯苓10g,陈皮6g,焦山楂10g,砂仁3g,车前子10g(包)。日1剂,分2次开水冲服。

2. **贫血**[②]　患者,女,35岁,贫血病史10余年,自诉从小体质较差,多次急性胃肠炎,进食后时有嗳气,呕吐感,多次服用铁剂治疗,服用后恶心呕吐严重,效果不佳,身体消瘦,脸色黄白,乏力,运动后加重,时有胸闷,下肢时有寒冷感,纳可眠可,大便排便量较少,小便正常,月经周期正常,经量较少,脉细弱,舌苔薄白。辅助检查:血压、血糖正常。血常规:血红蛋白68g/L。铁、叶酸、维生素B_{12}正常。2016年3月初诊:诊为缺铁性贫血。方药:半夏泻心汤加减。清半夏12g,干姜3g,黄芩6g,黄连6g,党参12g,炙甘草9g,大枣7g,去黄连,加焦三仙各15g,生姜6g,当归6g,灵芝12g。7剂水煎服,并口服铁剂(嘱饭后服用)。

3. **口腔溃疡**[③]　患者,男,42岁。口腔溃疡反复发作1年。患者1年来口腔溃疡反复发作,曾服三金片、华素片、维生素类药物治疗不佳。现症见:口腔颊部及唇下黏膜溃疡,周围红肿,手心易汗出,纳眠可,大便质稀,每日2次,小便正常,舌红、苔黄厚,脉数。中医诊为口疮,属脾胃伏火夹湿热。处方:清半夏30g,黄芩片10g,黄连片10g,干姜15g,麦冬15g,石斛15g,五味子10g,鸡

[①] 葛国岚,韩雪,孙风平,等.郑启仲教授运用经方治疗寒热错杂类儿科疾病经验探讨[J].浙江中医药大学学报,2018,42(2):114-117.
[②] 张芮铭,徐瑞荣.徐瑞荣应用半夏泻心汤治疗血液肿瘤疾病经验举隅[J].湖北中医杂志,2017,39(11):14-15.
[③] 任向军,叶蜀晖.治疗复发性口腔溃疡的临床经验[J].中国民间疗法,2018,26(8):57-59.

内金15g,炙甘草15g。7剂,水煎服。复诊时症状好转,继服上方7剂巩固治疗。

(四)临床研究

1. 慢性胃炎[①]　罗氏等以半夏泻心汤为主辨证治疗慢性胃炎45例,其中男23例,女22例,水煎服,每日1剂,早晚分服,10~15天为一个疗程。结果:痊愈30例,好转13例,无效2例。治愈率66.7%,总有效率95.6%。

2. 结肠癌[②]　孙志刚等人采用随机对照的方法选取98例结肠癌患者,对照组采用西医常规化疗,治疗组在常规化疗基础上,运用半夏泻心汤基础方(党参15g,半夏、黄芩各10g,干姜9g,黄连、炙甘草各6g,大枣5颗),并随证加减。治疗后,观察组患者治疗总有效率为96.08%,明显高于对照组的73.33%。随访期间,观察组患者结肠癌复发1例,明显少于对照组的7例。

3. 消化性溃疡[③]　丁氏等人通过临床观察94例患者,采用随机对照的实验方法,对照组常规应用西药口服治疗,治疗组在对照组的基础上加用半夏泻心汤。方药组成:半夏12g,人参(研粉,兑服)、黄芩、干姜各9g,大枣12枚,黄连3g,桂枝9g,当归10g,延胡索12g,丹参15g,炙甘草9g,水煎服,每日1剂,分早晚两次温服。连续治疗4周后评定疗效。两组临床疗效比较,观察组治疗的总有效率为95.74%,明显高于对照组的78.72%。

4. 肠易激惹综合征[④]　用半夏泻心汤随症加减治疗本病47例,同时与对照组40例使用西医疗法比较。结果:治疗组显效20例,总有效率70.2%;对照组显效8例,总有效率37.5%($P<0.01$)。

5. 功能性消化不良[⑤]　魏者治疗该病30例以半夏泻心汤加蒲公英、苏叶等煎服,同时与对照组30例采用法莫替丁、多潘立酮等西药对症治疗比较。2组均以30天为1个疗程。结果:治疗组痊愈8例,总有效率90.0%;对照组痊愈3例,总有效率63.3%($P<0.05$)。

① 罗强.半夏泻心汤治疗慢性胃炎45例[J].陕西中医学院学报,2001,24(2):23.
② 孙志刚.辛开苦降法联合半夏泻心汤治疗结肠癌临床研究[J].亚太传统医药,2017,13(8):125-126.
③ 丁琳.半夏泻心汤治疗消化性溃疡临床观察[J].中国民康医学,2018,30(13):73-75.
④ 曾勇,练雄珍,林乐泓.半夏泻心汤治疗肠易激惹综合征临床疗效观察[J].中国医药导报,2009,6(19):2.
⑤ 魏引廷,朱海冬,陈允旺,等.半夏泻心汤加减治疗功能性消化不良30例[J].内蒙古中医药,2009(10):13-14.

附1　名家论述

1.《**本草纲目**》(李时珍)　亦泻脾胃之湿热,非泻心也。

2.《**伤寒证治准绳**》(王肯堂)　此方药味盖本理中人参黄芩汤方也,若加甘草即甘草泻心汤,治痞硬吐利,若加生姜即生姜泻心汤,治痞硬噫气。

3.《**尚论篇**》(喻昌)　半夏泻心汤者,即生姜泻心汤去生姜而君半夏也。去生姜者,恶其辛散,引津液上奔也。君半夏者,泻心诸方,原用以涤饮,此因证起于呕,故推之为主君耳。

4.《**伤寒论辨证广注**》(汪琥)　若此痞结不散,故以黄连为君,苦入心以泄之,黄芩为臣,降阳而升阴也。半夏干姜之辛温为使,辛能散其结也。人参甘草大枣之甘,以缓其中,而益其肠胃之不足,使气得平,上下升降,阴阳得和,其邪之留结者,散而已矣。经曰:辛入肺而散气,苦入心而泄热,甘以缓之,三者是矣。

5.《**伤寒溯源集**》(钱潢)　半夏辛而散痞,滑能利膈,故以之为君。半夏之滑,见小陷胸汤方论中。干姜温中,除阴气而蠲痞。人参、炙甘草,大补中气,以益误下之虚,三者补则气旺,热则流通,故以之为臣。黄芩、黄连即前甘草泻心汤中之热因寒用,苦以开之之义,故黄连亦仅用三倍之一,以为之反佐。大枣和中濡润,以为倾否之助云。

附2　类方鉴别(见表2)

表2　半夏泻心汤类方鉴别

方名	原文	病机	症状	组成	治则
半夏泻心汤	呕而肠鸣,心下痞者,半夏泻心汤主之	寒热互结	心下痞,干呕,口苦,肠鸣下利	半夏,干姜,黄连,黄芩,人参,甘草,大枣	辛开苦降,和胃消痞
生姜泻心汤	伤寒汗出,解之后,胃中不和,心下痞硬,干噫食臭,胁下有水气。腹中雷鸣,下利者,生姜泻心汤主之	水热互结	干噫食臭,腹中雷鸣,下利	半夏,生姜,黄连,黄芩,人参,甘草,大枣	和胃散水泻痞

续表

方名	原文	病机	症状	组成	治则
甘草泻心汤	伤寒中风,医反下之,其人下利,日数十行,谷不化,腹中雷鸣,心下痞硬而满,干呕,心烦不得安,医见心下痞,谓病不尽,复下之,其痞益甚,此非结热,但以胃中虚,客气上逆,故使硬也,甘草泻心汤主之	再度误下,胃气重虚	心烦不安,其痞益甚	半夏,干姜,黄连,黄芩,人参,甘草(加量),大枣	补胃消痞
附子泻心汤	心下痞,而复恶寒汗出者,附子泻心汤主之	邪热有余,卫阳不足	恶寒,汗出,痞证而复	大黄,黄连,黄芩,附子	温经回阳,泻热消痞

第三章 柴胡加龙骨牡蛎汤

一、经典原文

伤寒八九日,下之,胸满烦惊,小便不利,谵语,一身尽重,不可转侧者,柴胡加龙骨牡蛎汤主之。(《伤寒论》第107条)

二、功效主治

【功效】疏肝理气,镇静安神,和解清热。

【主治】伤寒误下后,神态失常,胸满烦惊,谵语,身重,小便不利者。

三、研方心得

(一)四组药物相辅成,共调肝胆逆乱方

本方十二味药分别具有寒热、补泻、升降、敛散八种作用,如黄芩、大黄清热泻火,桂枝、生姜温中散寒,人参、红枣健脾补气,大黄通结导滞,柴胡升提举陷、发散邪气,半夏、铅丹下降浊气,龙牡收敛心气。四组药物,相互制约、相辅相成,为调治肝胆逆乱之有效方剂。方中柴胡、大黄,《神农本草经》谓推陈致新,喻嘉言《尚论后篇》云:"柴胡大黄,升降同剂,正见仲景处方之妙,柴胡升而散外邪,大黄降而泄内实,使病者热退气和而自愈。"若热象明显,呈亢奋状态者,加石膏;寒象明显,呈抑制状态者倍桂枝;背恶寒者,加附子;腹胀痛拒按者,减人参量;动则心悸短气,

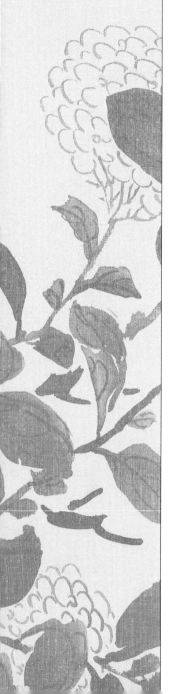

脉象虚弱者,减大黄量。

(二)柴桂龙牡效缓和,推陈致新更有功

本方为治本之剂,获效较缓,有服用两三周,症状始逐渐改善者,故不可三五剂不效,便改弦易辙,尽弃前功。多数患者药后腹痛、腹泻,一日两三次、五六次不等,一般一周左右恢复正常,此推陈致新之象,为治疗中必然历程。凡泻者,证明体内有陈可推,泻之久者,表示积多陈久,无陈可推者,服后则不泻。

(三)适用人群

三种类型还是比较典型的。第一种类型是正义型的,这样的人群责任心强、完美主义、心理冲突多,容易处于一种柴牡汤状态。第二种类型是千里寻医型,他们常说"哪儿哪儿的名医我都看过了",总是看不好的。第三种是紧张型,这种是心里比较弱的,他就难以抵御外界的冲击。

四、临床应用

(一)个人验案

姜某,女,50 岁,2019 年 11 月 6 日就诊,患者自述睡眠差一年余,夜晚难以入睡,每遇情志因素则精神紧张,头胀,胸闷,焦虑,纳差,便秘或大便不爽。舌黯红,苔黄厚,脉弦数。

中医诊断:失眠。

处方:柴胡 15g、黄芩 10g、茯苓 10g、桂枝 10g、姜半夏 10g、党参 10g、大黄 5g、龙骨 15g、牡蛎 15g、磁石 15g、酸枣仁 15g、合欢皮 15g、远志 15g、栀子 10g。7 剂,早晚各一次,水煎服。

按语:患者失眠一年多,常因情志因素刻下症出现或加重,提示患者肝气不疏。精神紧张、焦虑为神志症状,都是"烦"的体现,加之胸闷,正合柴胡加龙骨牡蛎汤"胸闷烦惊""一身尽重"特点。少阳枢机不利,郁久则发热,故见大便秘结,同时显现于舌脉上,舌黯红,苔黄厚,脉弦数。投用柴胡加龙骨牡蛎汤以疏肝利胆、镇静安神、和解清热。原方有铅丹,因其有毒,故去而不用,以磁石代替,加栀子清三焦之火,加远志、合欢皮、酸枣仁等药安神定志。

（二）名家医案

1. 刘渡舟医案[①]　尹某,男,34岁。胸胁发满,夜睡呓语不休,且乱梦纷纭,时发惊怖,精神不安,自汗出,大便不爽。既往有癫痫史,此病得之于惊吓之余。视其人神情呆滞,面色发青,舌红而苔白黄相兼,脉来沉弦。辨为肝胆气郁,兼阳明腑热,而心神被扰,不得潜敛之证。治宜疏肝泻胃,镇惊安神。予本方1剂,大便通畅,胸胁满与呓语皆除,精神安定,不复梦扰,唯欲吐不吐,胃中似嘈不适,上方加竹茹、陈皮,服之而愈。二诊:药后呕吐痰涎约碗余,并出黏汗甚多,所谓吐中自有发散是也。自吐后,胃纳增加,呕恶不再,大便日一行,舌脉同前。痰邪虽泄,肝气未舒,肝火未熄,痰邪仍有复聚之忧。拟柴胡加龙骨牡蛎汤加减:柴胡12g,黄芩6g,半夏12g,党参10g,茯苓10g,龙骨15g,牡蛎15g,桂枝4.5g,大黄4.5g,磁石30g,郁金10g,石菖蒲10g。七剂,每两日一剂,嘱随外祖母生活,改变环境,以忘过去。三诊:痫症月余未作,叹息、烦躁明显减少,较前活泼,舌边尖微红,苔腻已退。询其何不连续用药? 答以囊中羞涩。余怜之,购原方20剂以赠。嘱三天一剂。四诊:三月余服药30剂,痫疯未发。嘱停药观察,宜顺其志,愉其心,勿违拗。2006年中秋后,其外祖母胃痛来诊,言病患康健无恙云云。

按语: 闻其家境,观其脉症,此痰痫也。盖百病源于郁,郁则升降失调,痰饮遂生,加之怒则气上,恐则气下,或上或下,阴阳失平,不平则鸣,是以为痫。其呕恶,知邪欲出,遂先导痰以治,二诊痰邪虽泄,肝气未舒,肝火未熄,痰邪仍有复聚之忧。遂拟柴胡加龙骨牡蛎汤加减。

2. 谢萍医案[②]　黄某,女,40岁,2014年5月22日初诊。自诉月经稀发1年,现停经5个月,纳可,眠差,入睡困难,浅眠,易醒,平素怕冷,潮热盗汗,记忆力减退,头晕如坐舟车,情绪焦虑,压力较大,易疲倦,二便调,舌红苔黄,脉沉细弱。2014年4月13日检查B超示:子宫前后径3.3cm,内膜0.1cm(单层),右卵巢大小约1.5cm×1.2cm×0.8cm,左卵巢大小约1.3cm×1.2cm×0.9cm,双侧卵巢未见明显卵泡。2014年4月20日查性激素,促卵泡生成激素(FSH):88.60mIU/ml,促黄体生成激素(LH):39.73mIU/ml,雌二醇(E_2):5.00pg/ml,孕酮(P):0.09ng/ml,睾酮(T):0.26ng/ml。诊断:卵巢功能早衰。治宜疏肝解郁,滋

① 陈明,刘燕华,李方.刘渡舟临证验案精选[M].北京:学苑出版社,1996:44.
② 宋洁洁,侯玉敏,谢萍.谢萍运用柴胡加龙骨牡蛎汤加减治疗妇科疾病验案2则[J].湖南中医杂志,2014,30(12):81-82.

阴潜阳,平肝定眩。药用:柴胡 10g,法半夏 10g,党参 30g,黄芩 10g,桂枝 10g,生白芍 15g,煅龙骨 30g,煅牡蛎 30g,百合 10g,生地黄 10g,酸枣仁 25g,石菖蒲 10g,远志 10g,银花藤 15g,钩藤 15g,生姜 10g,河车粉 3g。7 剂。二诊:2014年 6 月 4 日。服上药后,患者睡眠有所缓解,潮热盗汗、情绪焦虑明显缓解,头晕有所减轻。原方继服。

按语:卵巢功能早衰,是指女性 40 岁前由于卵巢内卵泡衰竭或因医源性损伤而发生卵巢功能衰竭,以低雌激素及高促性腺激素为特征,主要表现为继发性闭经,伴有围绝经期的症状。中医学无"卵巢功能早衰"的病名,从其临床表现来看,可归属于"闭经""血枯"等范畴。《傅青主女科》提出"经本于肾""经水出于肾"的观点,肾之阴精不足,精血亏少,天癸难充,则月经的化生乏源,冲任血虚,胞宫失养,经水渐断,故肾虚是卵巢功能早衰的主要病机。在月经的产生中,肝血下注冲脉,司血海之定期蓄溢,参与月经的调节。乙癸同源,肾阴虚水不涵木,两者互为因果,渐至肝病,故本病的病机是肝肾阴虚。肝阴不足,阴不敛阳,肝阳亢逆,扰动清空,则见眩晕。阴虚阳亢,虚火内扰,热郁胸中,扰于肝魂,而致虚烦不眠。柴胡加龙骨牡蛎汤有调节中枢神经活动、保护心脑血管、降血脂和防治动脉粥样硬化、促进血液循环、增加雌激素含量的作用。方中龙骨、牡蛎安神除烦去潮热,可见潮热盗汗缓解。加入白芍与党参同用则能益气养血,达到敛肝作用;另合桂枝调和营卫,使营卫之行循于常道;用远志安神益智,使夜寐能安;银花藤、钩藤、石菖蒲豁痰开窍、疏风通络、平肝定眩,故眩晕缓解。

(三)临床应用

1. **幻嗅**[①]　选取 1 例出现幻嗅患者,通过西医诊断后,经治疗 5 天均无好转;邀请中医辨证,经拟中药处方,用柴胡加龙骨牡蛎汤合桂枝茯苓丸治疗半月后,患者已痊愈。此方疗效确切,值得临床应用并推广。

2. **老年抑郁症**[②]　中老年女患者 54 岁,已绝经,因丧偶半年,自述胸闷、心悸心慌、气短、盗汗,情绪低落,喜欢独处,时而痛哭流涕,时而破涕而欢,怀疑自己得不治之症,容易流泪,几近失控状态,睡眠欠佳,食欲差,偶有背部疼

① 李淑荣.柴胡加龙骨牡蛎汤合桂枝茯苓丸治疗幻嗅 1 例[J]世界最新医学信息文摘,2016,16(51):175.
② 徐京育,白丽.徐京育教授运用柴胡桂枝龙骨牡蛎汤的经验[C]//中华中医药学会全科医学分会成立大会暨 2016 年学术年会论文集,2016.

痛。心电图示窦性心动过速。舌淡苔白,脉细数。在地方医院诊断为心脏神经症。辨证为气血亏虚,阴阳失调所致。治以益气养血安神。现给予柴胡加龙骨牡蛎汤化裁。处方:柴胡20g,桂枝15g,煅龙骨30g,煅牡蛎30g,太子参15g,麦冬15g,五味子15g,酸枣仁20g,茯神20g,夜交藤20g,甘松20g,鸡内金10g,焦三仙各10g,黄芩30g,当归20g,浮小麦30g,葛根15g。日一剂,早晚200ml空腹温服。服用8周后上述症状改善,愿意与他人交谈。现代临床研究证明,该方是治疗郁证最合适的基础方。中医认为焦虑、抑郁症属于“郁证”范畴,可因情志失调、体质因素或内外合因而导致肝气郁结,脾失健运,心失所养,脏腑阴阳气血失调而发病,其常常伴有顽固性失眠等焦虑症状。现代医学研究证实,柴胡加龙骨牡蛎汤能调节下丘脑 - 垂体 - 肾上腺轴以及大脑单胺类神经递质,减轻神经内分泌平衡紊乱,对抑郁和焦虑行为均具调节作用。该方由小柴胡汤去甘草加龙骨、牡蛎、桂枝、茯苓、铅丹、大黄诸药而成。取柴胡和解少阳,宣畅枢机之用,配桂枝通阳透达,助其转出里邪;重用龙骨、牡蛎,重镇安神,定惊止烦;更有茯苓淡渗利湿、疏通三焦,宁心安神以止烦惊。将原方由和解少阳之剂变为宁心安神之方,虽为小柴胡汤演变而来,但功效及主治却发生了“质”的变化。

(四)临床应用

1. **自闭症**[①]　以本方加减治疗儿童自闭症患者21例,临床观察分析表明,经过柴胡加龙骨牡蛎汤治疗,自闭症儿童感觉统合、多动、遗尿、睡眠这4个方面在治疗前后有一定程度的改善。

2. **围绝经期焦虑失眠**[②]　以本方合甘麦大枣汤治疗136例围绝经期焦虑失眠女性患者,结果显示研究组患者总有效率为89%,高于对照组76%,临床疗效显著,患者抑郁焦虑及睡眠质量改善明显,夜间入睡时间显著缩短,睡眠时间延长,具有较高的安全性。

---

① 李永.柴胡加桂枝龙骨牡蛎汤主方治疗自闭症21例[J].中国中医药现代远程教育,2011,9(22):57-58.
② 刘旭昭,林芳冰,马丽然.柴胡桂枝龙骨牡蛎汤合甘麦大枣汤治疗围绝经期焦虑失眠临床观察[J].中国药物与临床,2019,5(19):1418-1420.

附1 名家论述

1.《医宗金鉴》(吴谦) 是证也,为阴阳错杂之邪;是方也,亦攻补错杂之药。柴、桂解未尽之表邪,大黄攻已陷之里热,人参、姜、枣补虚而和胃,茯苓、半夏利水而降逆,龙骨、牡蛎、铅丹之涩重,镇惊收心而安神明,斯为以错杂之药,而治错杂之病也。

2.《金镜内台方义》(许宏) 用柴胡为君,以通表里之邪而除胸满,以人参、半夏为臣辅之,加生姜、大枣而通其津液;加龙骨、牡蛎、铅丹,收敛神气而镇惊为佐,加茯苓以利小便而行津液;加大黄以逐胃热、止谵语;加桂枝以行阳气而解身重错杂之邪,共为使。以此十一味之剂,共救伤寒坏逆之法也。

3.《伤寒来苏集》(柯琴) 取柴胡之半,以除胸满心烦之半里;加铅丹、龙、牡,以镇心惊,茯苓以利小便,大黄以止谵语;桂枝者,甘草之误也,身无热无表证,不得用桂枝,去甘草则不成和剂矣;心烦谵语而不去人参者,以惊故也。

4.《医方集解》(汪昂) 柴胡汤以除烦满,加茯苓、龙骨、牡蛎、铅丹,收敛神气而镇惊;而茯苓、牡蛎又能行津液、利小便,加大黄以逐胃热、止谵语;加桂枝以行阳气,合柴胡以散表邪而解身重,因满故去甘草。

5.《绛雪园古方选注》(王子接) 柴胡引阳药升阳,大黄领阴药就阴,人参、炙草助阳明之神明,即所以益心虚也;茯苓、半夏、生姜启少阳三焦之枢机,即所以通心机也;龙骨、牡蛎入阴摄神,镇东方甲木之魂,即所以镇心惊也;龙、牡顽钝之质,佐桂枝即灵;邪入烦惊,痰气固结于阴分,用铅丹即坠。至于心经浮越之邪,借少阳枢转出于太阳,即从兹收安内攘外之功矣。

6.《经方一百首》(黄煌) 本方广泛运用于神经精神系统疾病。如癔病、神经症、抑郁症、恐惧症、癫痫、精神分裂症、阿尔茨海默病、帕金森综合征、风湿性舞蹈症等。其他如频发性室性期前收缩、梅尼埃病(眩晕)、耳硬化症(耳聋耳鸣)、斑秃、高血压病、甲状腺功能亢进、阳痿、失眠、遗精等也可见到本方证。本方可以看作神经精神镇静剂,徐灵胎说"此方能下肝胆之惊痰,以之治癫痫必效"。

附2　类方鉴别（见表3）

表3　柴胡加龙骨牡蛎汤类方鉴别

方名	原文	病机	症状	组成	治则
柴胡加龙骨牡蛎汤	伤寒八九日，下之，胸满烦惊，小便不利，谵语，一身尽重，不可转侧者，柴胡加龙骨牡蛎汤主之	邪入少阳，气机不利	伤寒误下后，神态失常，胸满烦惊，谵语，身重，小便不利者	柴胡，龙骨，黄芩，生姜，铅丹，人参，桂枝，茯苓，半夏，大黄，牡蛎，大枣	疏解泻热，重镇安神
桂枝加龙牡汤	夫失精家，少腹弦急，阴头寒，目眩，发落，脉极虚芤迟，为清谷，亡血，失精。脉得诸芤动微紧，男子失精，女子梦交，桂枝加龙骨牡蛎汤主之	精血亏虚，下焦虚寒	虚劳少腹弦急，阴部寒冷，目眩发落，男子失精，女子梦交，或心悸，遗溺，脉虚大芤迟，或芤动微紧	桂枝，芍药，生姜，甘草，大枣，龙骨，牡蛎	调和阴阳，潜镇摄纳
柴胡桂枝干姜汤	伤寒五六日，已发汗而复下之，胸胁满微结，小便不利，渴而不呕，但头汗出，往来寒热心烦者，此为未解也。柴胡桂枝干姜汤主之	肝胆郁热，脾阳虚衰	伤寒少阳证，往来寒热，寒重热轻，神经症，胸胁满微结，小便不利，渴而不呕，但头汗出，心烦；牝疟寒多热少，或但寒不热	柴胡，桂枝，干姜，天花粉，黄芩，牡蛎，炙甘草	和解散寒，生津敛阴

第四章　柴胡桂枝干姜汤

一、经典原文

伤寒五六日,已发汗而复下之,胸胁满微结,小便不利,渴而不呕,但头汗出,往来寒热,心烦者,此为未解也,柴胡桂枝干姜汤主之。(《伤寒论》第147条)

二、功效主治

【功效】和解少阳,温脾散寒。

【主治】寒热错杂,胆热脾寒。

三、研方心得

(一)辨证论治抓主证,重视口苦与便溏

柴胡桂枝干姜汤证候表现有二,一是少阳病之"口苦,咽干,目眩,往来寒热,胸胁苦满,心烦喜呕,嘿嘿不欲饮食";一是太阴病之"腹满而吐,食不下,自利益甚,时腹自痛"。对少阳病的辨识,当遵循"有柴胡证,但见一证便是,不必悉具"。而太阴病的辨识亦当抓住一两个最能体现脾气虚寒的症状,如便溏、腹部喜暖畏寒等,也"不必悉具"。刘渡舟在《伤寒论十四讲》中明确指出,本方"胆热脾寒,气化不利,津液不滋所致腹胀、大便溏泻、小便不利、口渴、心烦或胁痛控背、手指发麻、脉弦而缓、舌淡苔白等症",主张使用本方时,抓住口苦、便溏这一主证。因断病在少阳,以口苦为准,而便溏是病在太阴的主要依据。

（二）临床应用灵活变，随症加减效更加

刘渡舟教授在《伤寒论十四讲》中写道："余在临床上用本方治疗慢性肝炎，证见胁痛、腹胀、便溏、泄泻、口干者，往往有效。若糖尿病见有少阳病证者，本方也极合拍。"临床应用时，便溏重者，重用干姜，减黄芩；口苦重者，重用黄芩，减干姜。少阳证候中，若无但头汗出、目眩等胆火上炎、肝气冲逆等表现，仅是胸胁苦满、口苦则去牡蛎；反之，头晕目眩、口苦，甚者"目赤，两耳无所闻"，可加龙胆草、菊花、天麻、钩藤等泻肝清肝之品；无胆热津伤，口不渴者去天花粉。太阴证候中，小便不利，甚者下肢浮肿者，加茯苓、白术等健脾利水之品；大便泄泻，顽固不化，腹喜暖者，去桂枝加白术、人参取理中汤之意；畏寒肢冷甚者，可加附子。若少阳、太阴证候都不突出，少阳仅胁满、口苦，太阴仅有便溏，则少阳部分去牡蛎、天花粉，太阴部分去桂枝、干姜，加白术、茯苓、人参，取四君子汤之意。

（三）准确用药重煎法，去渣浓缩寒热调

本方药物煎服方法要求煮后去滓，再把药汁加热浓缩。其原因是柴胡桂枝干姜汤属和解剂，在用药特征上，是寒热并用，攻补兼施，煮后去掉药渣把药汁再加热浓缩，有利于药物的寒热协调，攻补并行，更好地起到和解作用。而现代药理学研究也证实了这样做，可以提高整个方子的临床疗效。

（四）辨体质，强调受众人群

柴胡桂枝干姜汤证适宜体质多表现为体形中等或偏瘦，面色黄白或青紫，易有情绪波动，爱生气恼怒，胸胁胀痛，或口腔溃疡，或胃脘烧灼泛酸，或肩臂酸痛，但手脚多有凉感，胃脘和下肢多畏寒喜暖，或有腹泻、大便不成形，舌质淡，脉沉缓。

四、临床应用

（一）个人验案

王某，男，90 岁，于 2020 年 1 月 20 日初诊。患者腹痛，烦躁，夜寐不安，便干，头汗出，口干口渴，舌红，脉沉缓。

处方:柴胡 15g、黄芩 7.5g、桂枝 10g、干姜 10g、天花粉 15g、牡蛎 30g、炙甘草 10g、天冬 10g、白芍 30g、山茱萸 10g、远志 15g、郁金 10g、焦白术 10g、茯神 25g、黄芪 15g、薏苡仁 15g、紫菀 10g、桑白皮 10g、红曲 12g、葛根 10g。10 剂,水煎服。

复诊:药后烦渴多汗等症状明显好转,效不更方。

按语:患者脉沉缓提示脾虚体内兼有水湿,腹痛因于脾虚,脾络不和。既见腹痛、沉缓脉太阴病证,又见但头汗出、口干口渴、心烦少阳病证,其因少阳枢机不利,胆热郁于上及热伤津液所致。故该患者证属肝气郁滞,胆热脾虚,治以疏肝健脾,清泻里热,方选柴胡桂枝干姜汤加减。方中柴胡、黄芩、郁金疏少阳气郁,天花粉、葛根、天冬生津除烦渴,牡蛎解气机之凝结,桂枝配干姜通阳化阴,干姜配甘草辛甘化阳以健脾,甘草又调和诸药;加芍药酸甘化阴,缓急止痛以减轻患者腹痛症状,加白术、薏苡仁、红曲以健脾兼利水,加紫菀、桑白皮以佐金平木,因其高龄加山茱萸、远志以补肾固涩、安神益智。诸药合用,起到和解少阳、健脾生津、养心安神之功效。

(二)名家医案

1. 刘渡舟医案[①]　丁某,男,36 岁,工人。1983 年 3 月 16 日初诊。1972 年曾患肝炎,经治疗已愈。然自此以后,腹胀时作时止。近一月来,感觉肝区作痛,腹胀亦增剧,并伴有口渴、心烦、手指发麻等症。询其大便,则称溏薄而泻,每日两至三次,小便则反短少。切其脉软大无力,视其舌质胖大,边尖色红,苔呈薄白。辨证:曾患肝病,累及于脾,虽肝功化验正常,然脾气实未复也。现证:右胁作痛,而心烦,舌边红,主肝胆有热之象;腹胀,便溏,口渴而小便少,乃脾寒气阻,运化无力,阳不化液之证。肝热脾寒,阴阳为之不和,气血为之不利。且疏泄一旦失司,肝气亦必郁而不伸,肝乘刑脾,则中气更为浇漓。此病世少治法,惟仲景在大论第 147 条列出柴胡桂枝干姜汤一方,它既能清肝胆、利枢机,又能温脾阳、助气化,为后世治疗肝脾寒热杂糅之证开辟了途径。处方:柴胡 12g,黄芩 6g,干姜 6g,桂枝 6g,炙甘草 6g,牡蛎 12g,天花粉 12g。3 剂。3 月 19 日又诊:言服药后,腹胀减轻,甚觉舒畅。大便成形,日解一次。右胁痛与烦渴等症均明显好转。认为药已中病,仍以前方照服,约十数剂后逐渐告愈。

按语:柴胡桂枝干姜汤与大柴胡汤两相呼应,一兼治脾寒,一兼治胃实,恰

① 朱世增.刘渡舟论伤寒[M].上海:上海中医药大学出版社,2008:12.

体现肝胆之病影响脾胃而有寒热虚实之分。余师仲景之意，在临床对于慢性肝炎兼见腹胀、泄泻，而具有太阴病阴寒机转者，投与此方往往有效。此外对糖尿病而兼见少阳主证时，见口渴喜饮，如饮水稍欠则口中干苦，尤其夜间睡眠时，每每舌体干涩乃至麻木不仁，同时腰酸腹胀，而大便反溏，小便频数而短，脉弦滑无力，舌质红而少苔者亦有一定效果。此证为肝胆有热，脾气虚寒，三焦气化不利，津液不能敷布之证。因脉弦主肝病，而腹胀作泻又为脾病。所以选用此方用柴胡、黄芩以清透肝胆之热，干姜、桂枝以温太阴脾虚之寒，天花粉生津止渴，牡蛎软坚消痞，甘草则和中扶虚并调和诸药。寒热两治，气液双顾，阴阳互兼，变化入微，故药后效果亦颇为理想。

2. 顾植山医案[①]　患者，男，21岁，2015年4月18日初诊。患者原有腰酸、耳鸣、尿频、阳痿、冬日怕冷、不渴、体倦乏力1年余，经服膏方（具体不详）后，精神逐渐转佳，余证改善不明显，现尿频便溏，日5~6次，腰酸软，乏力，耳鸣健忘，嗜睡，舌红苔稍腻，脉弦。西医诊断：尿路感染；中医诊断：腰痛（脾肾亏虚兼肝郁）。治则治法：疏肝健脾，和解阴阳。处方用柴胡桂枝干姜汤：北柴胡30g，川桂枝10g，淡干姜10g，天花粉20g，左牡蛎10g，淡黄芩20g，炙甘草10g。14剂，煎服法同前。二诊（2015年5月3日）：诸症平稳，然病经延年，非短时可奏捷效，守方稍作增损。处方用柴桂干姜汤合缩泉丸：北柴胡30g，川桂枝10g，淡干姜10g，天花粉20g，左牡蛎10g，淡黄芩20g，炙甘草10g，台乌药12g，怀山药20g，益智仁15g。14剂，煎服法同前。三诊（2015年5月17日）：尿频、大便稀、体倦、乏力症状较前改善，顾老师继续予以原方调理。

按语：该患者年龄21岁，正值身体各项功能旺盛之时，却出现肾阳虚的证候，虽经调补逐渐好转，但目前仍以脾肾亏虚为主，理应以肾气九为主治疗，但该患者出现"尿频，大便稀溏，腰膝酸软，体倦，乏力，耳鸣，健忘，易激惹，嗜睡，舌红苔薄白，脉弦"，病为寒热错杂，虚实夹杂，热轻寒重，脾肾亏虚兼夹肝郁，顾老师予以柴胡桂枝干姜汤调整少阳气机，清肝胆之热而温脾肾之寒，通过发挥少阳的枢纽作用，进而改善脾肾亏虚状态。六经的传变是从少阳进而传至太阴。少阳为枢纽，邪至少阳，进一步传至太阴，若是此时用药可以扭转深入太阴的邪气，则有利于太阴的恢复。

3. 周仲瑛医案[②]　杨某，女，21岁。病史：7月16日开始，形寒发热，测

① 吴同玉，陶国水. 顾植山从"少阳为枢"角度运用柴胡桂枝干姜汤治验体会[J]. 中华中医药杂志，2018,33（1）:168-170.
② 吴大真，李剑颖，杨建宇. 国医大师经方临证实录[M]. 中国医药科技出版社,2014.

体温 40℃,热势以上午 10 时左右,午后日晡之时为著,汗出不多,经某医院给予抗菌消炎药治疗,至今 8 日,身热未降,故予住院。症状:身热汗少,阵有恶寒,寒后则热势更甚,测体温 40℃,但身热不扬,胸闷厌食,恶心欲吐,口中频频渗吐黏沫,口苦黏,渴不欲饮,头昏,尿少深黄,舌苔白嫩,脉濡数。检查:血常规,白细胞(WBC)10.4×10⁹/L,中性粒细胞(N)0.88,淋巴细胞(L)0.12;尿常规,尿蛋白微量,脓细胞(+)、上皮细胞少、颗粒管型少;胸透(-);肥达反应:"O"1:8,"H"1:80;疟原虫(-);尿培养 3 次,白色葡萄球菌、凝固酶(+),大便培养 3 次(-),血培养(-)。治疗:先从暑湿外客,湿热内蕴论治,予芳化解表、淡渗利湿之剂,仿藿朴夏苓汤、香薷饮,继用连朴饮清热化湿,经旬效均不显,寒热起伏,热盛之前先有形寒,热势弛张于 38~40℃,汗出热降,但仍然复升,胸闷,腹胀,小便黄,乃从湿热郁阻少阳,水饮内停,膀胱气化不利施治,用柴胡桂姜合五苓、二妙等方。处方:柴胡 5g,桂枝 5g,黄芩 6g,干姜 3g,猪苓 12g,赤茯苓 12g,苍术 6g,黄柏 5g,薏苡仁 12g,泽泻 10g,车前子 10g(包),滑石 10g,通草 3g。药后汗出热降,盘旋于 37~38℃之间,不复升高,自无热感,症状改善,考虑久病体虚,湿蕴不化,湿重于热,从原方加党参补气,并入甘草 3g,法半夏 6g,生姜 2 片,红枣 3 枚以和中,热得纯解,诸症消失。原意出入善后。查血 WBC5.6×10⁹/L,N 0.78,L 0.26,尿微量白蛋白、脓细胞少。

按语: 本治例邪热虽在少阳,但太阳余邪不尽,故周老既用柴芩以和少阳,又用桂枝太少同治,因水饮内蓄,病在膀胱之府,症见恶心,口渗黏沫,渴不欲饮,尿少深黄,故合五苓散以通阳化饮利水,有别于原方水饮逆于胸胁;饮停津渴之用天花粉、牡蛎以润燥生津,开结逐饮;因寒热并见,而以寒为主,故既取干姜佐桂枝以散寒,又取黄芩佐柴胡以除热。全方和解与温化并重,已非一般和解清利之法。此案体现了周老对疾病辨证准确,用经方而不固守,随证变通加减,药效非凡。

4. 胡希恕医案[①]　李某,女,43 岁。患者头痛、呕吐已六七年,近两年视物模糊,经诊为"慢性青光眼",服中西药无效。近 1 个月左眼失明,自感有物覆于眼上,常头痛如裂,伴呕吐,目干涩,心中发热,手足心热,口干不欲饮,舌苔薄白,脉弦细,六经辨证为厥阴太阴合病并血虚失充,水饮上犯,方证为柴胡桂枝干姜汤合当归芍药散加吴茱萸汤。处方:柴胡 12g,黄芩 9g,桂枝 9g,干姜 9g,天花粉 12g,龙骨 15g,牡蛎 15g,当归 9g,白芍 9g,川芎 9g,苍术 9g,茯苓

① 吴英举. 胡希恕和冯世纶教授应用柴胡桂枝干姜汤经验拾萃[J]. 河南医学研究,2018,27(11):1921-1923.

12g,泽泻18g,炙甘草6g,吴茱萸9g,党参9g。上方服3剂,自感好转,连服21剂后,视物渐清,共治疗两个月,未易一药,左眼视物清晰,头痛等症状皆消。

按语:患者眼目干涩,心中发热,手足心热,口干,病位在半表半里,属阳证、热证;舌苔薄白,脉弦细,且患病已六七年,为阴证;头痛如裂,伴呕吐、口干不欲饮,为太阴病水饮内停、上犯头部,自感有物覆于眼上,目干涩,为血虚失充。故辨为厥阴太阴合病,血虚失充,水饮上犯。辨方证为柴胡桂枝干姜汤合当归芍药散加吴茱萸汤方证。胡老常用吴茱萸汤治疗胃肠及头脑诸疾,偏头痛,尤其偏于左侧者,大多应用吴茱萸汤。该案虽患病日久,但六经变证准确,方证对应,沉疴尽除。

(三)临床应用

1. **胃炎**[①]　患者,男,62岁,2011年1月20日初诊。主诉:上腹部不适10年。患者10年来反复出现上腹部不适伴纳差,曾行胃镜检查提示浅表性胃炎,经常口服奥美拉唑胶囊、阿莫西林胶囊、克拉霉素片等药物,疗效均欠佳,遂前来就诊。现症:上腹部及左胁胀闷不适,时有腹痛,得温则减,食少,腹胀,便溏,身困乏力,时伴口苦、口渴,舌质淡胖,苔薄白,脉沉弦滑。西医诊断:胃炎。中医诊断:胃痛,证属太阴少阴少阳合病,即半表半里阴证合并痰饮内停。给予柴胡桂枝干姜汤合理中汤、五苓散加减治疗。处方:柴胡20g,桂枝12g,干姜15g,黄芩9g,炙甘草15g,白术15g,茯苓15g,泽泻18g,猪苓12g,党参15g,厚朴15g。每日1剂,水煎服。服药5剂,诸症得减。继服10剂,诸症消失。

2. **慢性缺血性心脏病**[②]　周某,女性,63岁,2015年5月26日(小满第5日)就诊。主诉心慌、胸闷1周余。时有胸前区发紧感,持续约数分钟,情绪烦躁时心慌症状明显,全身乏力,平时怕冷,喜热食,纳可,眠差,入睡困难,梦多,易醒,小便正常,大便不成形。舌淡红,有裂纹,边有齿痕,苔白;脉左寸滑、关弦、尺沉。心电图示:窦性心律,ST-T改变。中医诊断:胸痹心痛,辨证为枢机不利、痰结津伤。西医诊断:慢性缺血性心脏病。治宜和解少阳,化痰滋阴。方用柴胡桂枝干姜汤加减。处方:柴胡15g,桂枝9g,干姜9g,天花粉18g,茯苓18g,生龙牡各30g,山茱萸15g,白术9g,黄芩12g,天冬30g,香附9g,大枣15g,炙甘草15g。7剂,水煎1 000ml,去滓再煎,煮取400ml,分早晚饭后温服,每日

① 刘丙林,吴英举.柴胡桂枝干姜汤临证验案3则[J].中医研究,2011,24(7):20-21.
② 刘璐,崔淑菲,李瑞霞,等.纪文岩应用柴胡桂枝干姜汤治疗心血管病的临床经验[J].中国中医急症,2016,25(4):635-636.

1剂。6月2日二诊:服上药后1周,心慌、胸闷减轻,睡眠改善,大便成形,手温,舌淡红,裂纹变浅,苔薄白,脉寸平、关弦缓、尺略沉。守方继服7剂,诸症好转。

3. 失眠[①]　徐某,女,65岁。初诊(2018年5月3日):患者自述夜寐差6年余。现夜寐差,入睡困难,寐而易醒,口服佐匹克隆片以助睡眠,偶有心悸,晨起口干苦,平素性情急躁易怒,饮食可,小便黄,大便溏。舌边尖红,苔薄黄,脉弦。既往:高血压病史1年余,间歇口服降压药。血压(BP):150/80mmHg。西医诊断:失眠,高血压。中医诊断:不寐(肝火扰心、胆热脾寒证)。方药:柴胡16g,桂枝10g,干姜6g,黄芩6g,天花粉10g,牡蛎40g,石菖蒲20g,远志20g,夜交藤20g,龙骨20g,珍珠母20g,茯神20g,炙甘草6g。7剂,水煎服,日1剂,早晚分服。二诊(2018年5月10日):药后症减,症状略好转,予加大用量,改为柴胡24g,黄芩12g,牡蛎80g,龙骨40g,珍珠母40g。7剂,水煎服,日1剂,早晚分服。三诊(2018年5月24日):药后症减,症状缓解,小便黄,时大便溏。舌淡,舌尖少苔,左脉沉弦,右脉弦滑。处方:以上方加麦冬15g,太子参20g,五味子15g,半夏15g,竹茹10g,黄连3g,枳实10g,陈皮10g,山药30g,莲子30g,薏苡仁20g。7剂,水煎服,日1剂,早晚分服。

4. 泌尿系感染[②]　陈某,女,53岁,2018年4月3日初诊。患者2年前在某医院确诊为泌尿系感染,经用抗生素治疗已愈,半年后因劳累复发,经同样治疗又愈。一周前因感冒而出现头痛,发热恶寒,小便急痛、频数,用西药治疗后症状不减。现症:尿急、尿频、尿痛,恶寒发热,胸胁满闷,心烦急躁,口微渴,身倦乏力,少腹拘痛,月经正常,大便溏软,日行2次,舌淡边红,苔白滑,脉沉细弦。尿分析示:白细胞(WBC)563个/μL。辨证为少阳失和、津伤饮停。处方柴胡桂枝干姜汤:柴胡24g,黄芩9g,桂枝9g,干姜6g,天花粉12g,牡蛎6g,炙甘草6g。7剂,每剂加水1 500ml,煮取800ml,去渣,再煎取500ml,日1剂,分3次温服。服7剂后,尿急、尿频、尿痛好转,他症亦除。继服上方7剂后尿液检查正常。

5. 梅尼埃病[③]　刘某,女,29岁,2019年1月3日初诊。患者自述患梅尼埃病1年余,近因家事郁怒而诱发。刻诊见:眩晕耳鸣、头痛头胀、恶心欲吐,

① 王姝琦,于睿,张欢,等.于睿教授妙用柴胡桂枝干姜汤经验浅析[J].内蒙古中医药,2019,38(6):62-64.
② 陈敏,刘红岩,王金桥.王金桥应用柴胡桂枝干姜汤验案六则[J].山东中医杂志,2019,38(7):701-704.
③ 陈敏,刘红岩,王金桥.王金桥应用柴胡桂枝干姜汤验案六则[J].山东中医杂志,2019,38(7):701-704.

闭目休息片刻方止,口苦咽干,口渴心烦,潮热汗出,两胁胀,善叹息,不欲食,腹胀,便溏,日行3次,月经两月一行,舌质淡黯,苔腻,脉沉细弦滑。选用柴胡桂枝干姜汤治之:柴胡24g,黄芩9g,桂枝9g,干姜6g,黄芪20g,天花粉12g,牡蛎12g,炙甘草6g。7剂,每剂加水2 000ml,煮取1 000ml,去渣,再煮取500ml。日1剂,分3次温服。服7剂而愈。

6. 女性尿道综合征[①]　马某,女性,49岁,2017年9月26日初诊,主诉:以尿频、尿烧灼不适5年余。现病史:患者5年前经行后出现尿频,小便烧灼不适,间断口服三金片、喹诺酮类抗生素治疗(具体不详),效果不佳,半月前症状加重。现症:尿频,小便烧灼不适,小腹冰凉,坠胀不适。左侧腰骶隐痛不适。平素怕冷,四肢厥冷。口干口苦,眠差。舌黯红,苔白腻,边有齿痕,脉弦细。尿常规:隐血(+-),余多次尿检(-)。泌尿系B超:双肾、输尿管、膀胱无明显异常。予中药7剂:北柴胡10g,黄芩10g,干姜30g,天花粉10g,桂枝15g,生牡蛎10g,怀牛膝30g,乳香3g,盐补骨脂15g,盐菟丝子15g,枸杞子15g,炙淫羊藿15g,黑顺片75g,肉桂10g,黄连5g,合欢皮90g,首乌藤50g。2017年10月10日复诊:尿频、小便烧灼不适较前改善,小腹仍稍觉冰凉坠胀,左侧腰骶隐痛不适,平素怕冷,四肢厥冷,口干口苦改善,眠一般。舌黯红,苔白腻,边有齿痕,脉弦细。上方加减,再服7剂。2017年10月17日三诊:诸症改善明显,守方再服7剂。随访2月无复发。

(四)临床研究

1. 反流性食管炎[②]　陈冬梅等以本方加减治疗反流性食管炎40例,经6周治疗后,参照全国反流性食管病(炎)研讨会拟定标准,治愈12例,显效21例,有效5例,无效2例,总有效率95.0%。

2. 溃疡性结肠炎[③]　62例少阳太阴寒热利型溃疡性结肠炎患者随机分两组治疗,治疗组给予柴胡桂枝干姜汤加减治疗,对照组给予柳氮磺吡啶片口服。经3个月治疗后,采用症状积分法对患者进行评价,结果显示:治疗组痊愈5例,显效12例,有效11例,无效3例,总有效率90.3%。治疗组治疗有效率显著高于对照组($P<0.05$)。

① 高海娟,雷根平.雷根平主任医师用柴胡桂枝干姜汤治疗女性尿道综合征经验[J].现代中医药,2018,38(3):9-11.
② 陈冬梅,王新佩.柴胡桂枝干姜汤治疗反流性食管炎40例[J].河南中医,2013,33(3):335-336.
③ 何锟鹏.柴胡桂枝干姜汤对溃疡性结肠炎的疗效分析[J].世界中医药,2013,8(9):1051-1052,1057.

3. 腹泻型肠易激综合征 [1]　胡庆昌等将 46 例肝郁脾虚、寒热错杂型患者随机分为治疗组和对照组。2 组均采用常规西医综合治疗,治疗组加用柴胡桂枝干姜汤,连续服药 2 周,观察患者腹泻症状、睡眠改善、预后复发及临床疗效。结果:治疗组显效率为 52.17%,总有效率为 95.65%;对照组显效率 13.04%,总有效率 91.30%;2 组显效率比较,差异有显著性意义($P<0.05$),2 组总有效率比较,差异无显著性意义($P>0.05$)。2 组腹痛腹泻缓解时间、睡眠改善时间、3 月复发率比较,差异均有显著性意义($P<0.05$)。

4. 广泛性焦虑症 [2]　66 例广泛性焦虑症患者随机平分为中药组和西药组。西药组口服抗焦虑药,中药组给予柴胡桂枝干姜汤加减治疗。观察两组患者的临床疗效,比较两组患者治疗前后汉密尔顿焦虑量表(HAMA)积分情况。结果显示:中药组有效率 90.91%,西药组有效率 72.73%,两组患者临床疗效、治疗后 HAMA 积分差异有统计学意义($P<0.05$)。柴胡桂枝干姜汤可改善患者的临床症状,提高患者的生存质量。

5. 围绝经期综合征 [3]　选取围绝经期综合征患者 112 例,随机将其分成对照组和治疗组,每组各 56 例。对照组采用西药对症治疗,治疗组同时采用柴胡桂枝干姜汤治疗,观察两组患者疗效。结果表明,治疗组患者总有效率 98.21%,明显高于对照组总有效率 69.64%,差异有统计学意义($P<0.05$)。两组患者在治疗期间均未出现严重不良反应,且采用柴胡桂枝干姜汤治疗能有效提高疗效,用药安全性高,改善患者生活质量。

6. 寻常痤疮 [4]　104 例寻常痤疮患者,平分为两组治疗。对照组选用西药口服,治疗组予柴胡桂枝干姜汤加减治疗。4 周 1 个疗程,2 个疗程观察效果。治疗组治疗第 4 周总有效率 88.46%,第 8 周总有效率 90.38%,临床疗效优于对照组($P<0.05$)。治愈病例在治疗结束后随访 3 个月,对照组复发率 68.75%,治疗组复发率 28.57%,治疗组复发率低于对照组($P<0.05$)。可见,柴胡桂枝干姜汤加减治疗寻常痤疮能有效改善患者皮肤情况,比传统的治疗方式效果更佳。

① 胡庆昌,张凤敏.柴胡桂枝干姜汤治疗腹泻型肠易激综合征疗效观察[J].新中医,2014,46(1): 62-63.
② 时高波,白慧.柴胡桂枝干姜汤加减治疗广泛性焦虑症 33 例[J].河南中医,2018,38(1):45-47.
③ 刘向东,赵丽慧,崔若塞.柴胡桂枝干姜汤治疗围绝经期综合征的临床应用[J].中外医疗,2016,35 (29):183-184,187.
④ 段垚,唐俊.柴胡桂枝干姜汤加减治疗寻常型痤疮的疗效观察[J].内蒙古中医药,2019,38(5): 16-17.

7. 甲状腺功能减退[①]　　根据美国国家卫生研究院(NIH)分类标准,选择甲状腺功能减退患者180例,随机分组进行对照临床观察,治疗组90例,应用柴胡桂枝干姜汤加减治疗;对照组90例,甲状腺片配合左甲状腺素钠片治疗。经8周治疗后,疗效观察采用NIH-CPSI评分比较,治疗组明显优于对照组($P<0.05$)。

附1　名家论述

1.《伤寒论通俗讲话》(刘渡舟)　　邪陷少阳,气郁不舒,故胸胁满微结;胆火上炎而灼津,故心烦口渴;热郁不得宣泄而上蒸,故但头汗出;正邪分争,故往来寒热;无关乎胃,故不呕;三焦气机阻滞,所以小便不利;内伤脾气,太阴虚寒,故见腹满或大便溏泻。

2. **陈慎吾**　柴胡桂枝干姜汤证治疗少阳病而兼阴证机转者,用之最恰。

3.《伤寒论浅注补正·少阳篇》(唐容川)　　已发汗则阳气外泄矣。又复下之,则阳气下陷,水饮内动,逆于胸胁,故胸胁满而微结,小便不利,水结则津不升,故渴,此与五苓散证同一意也。阳遏于内不能四散,但能上冒,为头汗出。而通身阳气欲出不能,则往来寒热,此与小柴胡汤同一意也。此皆水寒之气,闭其胸膈腠理,而火不得外发,则返于心包,是以心烦。

4.《注解伤寒论·辨太阳病脉证并治法第七》(成无己)　　伤寒五六日,已经汗下之后,则邪当解。今胸胁满微结,小便不利,渴而不呕,但头汗出,往来寒热心烦者,即邪气犹在半表半里之间,为未解也。胸胁满微结,寒热心烦者,邪在半表半里之间也。小便不利而渴者,汗下后,亡津液内燥也。若热消津液,令小便不利而渴者,其人必呕;今渴而不呕,知非里热也。伤寒汗出则和,今但头汗出而余处无汗者,津液不足而阳虚于上也。与柴胡桂枝干姜汤,以解表里之邪,复津液而助阳也。

5.《医宗金鉴》(吴谦)　　伤寒五六日,已发其汗,表未解而复下之,若邪陷入阳明之里,则必做结胸痞硬,协热下利等证。今邪陷少阳之里,故令胸胁满微结也。小便不利渴而不呕者,非停水之故,乃汗下损其津液也……少阳表里未解,故以柴胡桂枝合剂而主之,即小柴胡汤之变法也。去人参者,因其正气不虚。减半夏者,以其不呕,恐助燥也。加栝蒌根,以其能止渴兼生津也。倍

[①] 杨海英.柴胡桂枝干姜汤治疗甲状腺功能低下临床观察[J].世界最新医学信息文摘,2017,17(7):123-124.

柴胡加桂枝,以主少阳之表。加牡蛎,以软少阳之结。干姜佐桂枝,以散往来之寒。黄芩佐柴胡,以除往来之热,且可制干姜,不益心烦也。诸药寒温不一,必需甘草以和之。初服微烦,药力不及,复服汗出即愈者,可知此证非汗出不解也。

6.《伤寒论与临证》(聂惠民)　伤寒五六日,已发汗则阳气外泻,复下之则阳气下陷,致邪入少阳,气机微结,津液不化而成本方证。

7.《伤寒论辨证广注》(汪琥)　小柴胡汤加减方也……兹者小便不利,心不悸而但烦,是为津液少而燥热,非水蓄也,故留黄芩不加茯苓;又云若咳者,去人参、大枣、生姜,加五味子半升、干姜二两。

8. **冯世纶**　病欲自表解则恶寒,疟发作时寒多热少,或但寒不热,亦病有欲自表解之机。本方含有桂枝、甘草,有致汗解外的作用。试看方后初服微烦,复服汗出便愈的注语可证。

附2　类方鉴别(见表4)

表4　柴胡桂枝干姜类方鉴别

方名	原文	病机	症状	组成	治则
柴胡桂枝干姜汤	伤寒五六日,已发汗而复下之,胸胁满微结,小便不利,渴而不呕,但头汗出,往来寒热,心烦者,此为未解也,柴胡桂枝干姜汤主之	少阳不和,枢机不利,胆火内郁,脾阳不足	往来寒热,胸胁满闷不舒,大便不成形或腹泻,小便不利,食欲不振,口干、口苦、心烦,舌淡苔白,脉弦缓	柴胡,桂枝,干姜,黄芩,天花粉,牡蛎,甘草	和解少阳,温阳生津
柴胡桂枝汤	伤寒六七日,发热微恶寒,支节烦痛,微呕,心下支结,外证未去者,柴胡桂枝汤主之	邪犯少阳,表证未解	发热恶风,往来寒热,有汗,关节酸痛,胸胁苦满,或腹痛,食欲不振,心烦喜呕,舌暗红或暗淡,苔薄白,脉浮弦	柴胡,桂枝,芍药,黄芩,人参,甘草,半夏,大枣,生姜	和解少阳,兼以解表

续表

方名	原文	病机	症状	组成	治则
小柴胡汤	伤寒五六日,中风,往来寒热,胸胁苦满,嘿嘿不欲饮食,心烦喜呕,或胸中烦而不呕,或渴,或腹中痛,或胁下痞硬,或心下悸、小便不利,或不渴、身有微热,或咳者,小柴胡汤主之	邪犯少阳,胆火内郁,枢机不利	胸胁苦满或上腹部痞痛,往来寒热,发热或低热持续,心烦喜呕,或呕吐、口苦、默默不欲饮食,脉弦	柴胡,黄芩,半夏,人参,甘草,生姜,大枣	和解少阳,调达枢机
大柴胡汤	太阳病,过经十余日,反二三下之,后四五日,柴胡证仍在者,先与小柴胡汤。呕不止,心下急,郁郁微烦者,为未解也,与大柴胡汤下之则愈	少阳郁热兼有阳明里实	往来寒热,胸胁苦满,郁郁微烦,呕不止或呕吐而不利,心下急或痞硬,大便难下或下利不畅,伴小便色黄,苔黄少津,脉弦数	柴胡,黄芩,芍药,半夏,生姜,枳实,大枣,大黄	和解少阳,通下里实
柴胡加龙骨牡蛎汤	伤寒八九日,下之,胸满烦惊,小便不利,谵语,一身尽重,不可转侧,柴胡加龙骨牡蛎汤主之	少阳不和,三焦失畅,阳明有热,心胆不宁	往来寒热,胸胁苦满,烦躁惊狂不安,谵语,身重难以转侧,小便不利	柴胡,龙骨,黄芩,生姜,铅丹,人参,桂枝,茯苓,半夏,大黄,牡蛎,大枣	和解少阳通阳泻热,重镇安神
大陷胸汤	太阳病,脉浮而动数,浮则为风,数则为热,动则为痛,数则为虚,头痛发热,微盗汗出,而反恶寒者,表未解也。医反下之,动数变迟,膈内拒痛,胃中空虚,客气动膈,短气躁烦,心中懊憹,阳气内陷,心下因硬,则为结胸,大陷胸汤主之	邪热内陷与有形之水饮相结于胸腹	心下硬满,甚则从心下至少腹硬满而痛,不可触按,短气躁烦,头汗出,大便秘结,日晡小有潮热,口渴不多饮,苔黄腻或黄厚而燥,脉沉紧	大黄,芒硝,甘遂	泻热散结,攻逐水饮

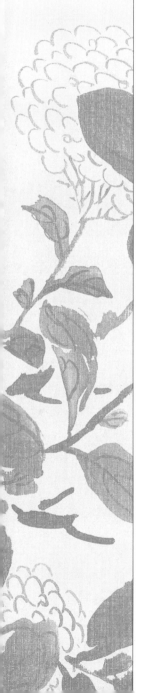

第五章　大承气汤

一、经典原文

1. 阳明病，脉迟，虽汗出不恶寒者，其身必重，短气，腹满而喘，有潮热者，此外欲解，可攻里也，手足濈濈然汗出者，此大便已硬也，大承气汤主之。(《伤寒论》第 208 条)

2. 阳明病，潮热，大便微硬者，可与大承气汤，不硬者，不可与之。(《伤寒论》第 209 条)

3. 伤寒，若吐、若下后，不解，不大便五六日，上至十余日，日晡所发潮热，不恶寒，独语如见鬼状。若剧者，发则不识人，循衣摸床，惕而不安，微喘直视，脉弦者生，涩者死。微者，但发谵语者，大承气汤主之。(《伤寒论》第 212 条)

4. 阳明病，谵语，有潮热，反不能食者，胃中必有燥屎五六枚也。若能食者，但硬耳。宜大承气汤下之。(《伤寒论》第 215 条)

5. 汗出谵语者，以有燥屎在胃中，此为风也，须下者，过经乃可下之。下之若早，语言必乱，以表虚里实故也。下之愈，宜大承气汤。(《伤寒论》第 217 条)

6. 二阳并病，太阳证罢，但发潮热，手足濈濈汗出，大便难而谵语者，下之则愈，宜大承气汤。(《伤寒论》第 220 条)

7. 阳明病，下之，心中懊恼而烦，胃中有燥屎者，可攻。腹微满，初头硬，后必溏，不可攻之，若有燥屎者，宜大承气汤。(《伤寒论》第 238 条)

8. 病人烦热，汗出则解，又如疟状，日晡所发热者，属阳明也。脉实者，宜下之，脉浮虚者，宜发汗，下之与大承气汤。(《伤寒论》第 240 条)

9. 大下后，六七日不大便，烦不解，腹满痛者，此有燥

屎也。所以然者,本有宿食故也,宜大承气汤。(《伤寒论》第241条)

10. 病人小便不利,大便乍难乍易,时有微热,喘冒不能卧者,有燥屎也,宜大承气汤。(《伤寒论》第242条)

11. 得病二三日,脉弱,无太阳柴胡证,烦躁,心下硬,至四五日,虽能食,以小承气汤少少与,微和之,令小安。至六日,与承气汤一升。若不大便六七日,小便少者,虽不受食,但初头硬,后必溏,未定成硬,攻之必溏;须小便利,屎定硬,乃可攻之,宜大承气汤。(《伤寒论》第251条)

12. 伤寒六七日,目中不了了,睛不和,无表里证,大便难,身微热者,此为实也,急下之,宜大承气汤。(《伤寒论》第252条)

13. 阳明病,发热汗多者,急下之,宜大承气汤。(《伤寒论》第253条)

14. 发汗不解,腹满痛者,急下之,宜大承气汤。(《伤寒论》第254条)

15. 腹满不减,减不足言,当下之,宜大承气汤。(《伤寒论》第255条)

16. 阳明少阳合病,必下利,其脉不负者,为顺也。负者,失也,互相克贼,名为负也。脉滑而数者,有宿食也,当下之,宜大承气汤。(《伤寒论》第256条)

17. 少阴病,得之二三日,口燥咽干者,急下之,宜大承气汤。(《伤寒论》第320条)

18. 少阴病,自利清水,色纯青,心下必痛,口干燥者,可下之,宜大承气汤。(《伤寒论》第321条)

19. 少阴病,六七日,腹胀,不大便者,急下之,宜大承气汤。(《伤寒论》第322条)

20. 问曰:人病有宿食,何以别之? 师曰:寸口脉浮而大,按之反涩,尺中亦微而涩,故知有宿食,大承气汤主之。(《金匮要略·腹满寒疝宿食病脉证治》)

21. 脉数而滑者,实也,此有宿食,下之愈,宜大承气汤。(《金匮要略·腹满寒疝宿食病脉证治》)

22. 下利不欲食者,有宿食也,当下之,宜大承气汤。(《金匮要略·腹满寒疝宿食病脉证治》)

23. 下利,脉迟而滑者,实也,利未欲止,急下之,宜大承气汤。(《金匮要略·呕吐哕下利病脉证治》)

24. 下利,脉反滑者,当有所去,下乃愈,宜大承气汤。(《金匮要略·呕吐哕下利病脉证治》)

25. 下利已差,至其年月日时复发者,以病不尽故也。当下之,宜大承气汤。(《金匮要略·呕吐哕下利病脉证治》)

26. 问曰：新产妇人有三病,一者病痉,二者病郁冒,三者大便难,何谓也? 师曰：新产血虚,多汗出,喜中风,故令病痉。亡血复汗,寒多,故令郁冒。亡津液,胃燥,故大便难。(《金匮要略·妇人产后病脉证治》)

27. 产妇郁冒,其脉微弱,呕不能食,大便反坚,但头汗出。所以然者,血虚而厥,厥而必冒。冒家欲解,必大汗出。以血虚下厥,孤阳上出,故头汗出。所以产妇喜汗出者,亡阴血虚,阳气独盛,故当汗出,阴阳乃复。大便坚,呕不能食,小柴胡汤主之。(《金匮要略·妇人产后病脉证治》)

28. 病解能食,七八日更发热者,此为胃实,大承气汤主之。(《金匮要略·妇人产后病脉证治》)

29. 产后七八日,无太阳证,少腹坚痛,此恶露不尽,不大便,烦躁发热,切脉微实,再倍发热,日晡时烦躁者,不食,食则谵语,至夜即愈,宜大承气汤主之。热在里,结在膀胱也。(《金匮要略·妇人产后病脉证治》)

30. 痉为病(一本痉字上有刚字),胸满,口噤,卧不着席,脚挛急,必齘齿,可与大承气汤。(《金匮要略·痉湿暍病脉证治》)

二、功效主治

【功效】峻下热结。

【主治】①阳明腑实证：便不通,频转矢气,脘腹痞满,腹痛拒按,甚或潮热谵语,手足濈濈然汗出,舌苔黄燥起刺,或焦黑燥裂,脉沉实。②热结旁流证：下利清水,色纯青,其气臭秽,脐腹疼痛,按之坚硬有块,口舌干燥,脉滑实。③里热实证之热厥、痉病或发狂等。

三、研方心得

(一)大便不通寒凉药,温性厚朴监督强

本方在治疗大便不通时,寒性药的用量和温性药的用量值得考量,而本方之所以寒凉药大,因为大黄性寒,芒硝性寒,枳实性寒。而大黄和厚朴相比较,治疗大便不通存在偏颇,大黄偏寒性,厚朴偏温性。大黄归脾、胃、大肠,可泻下攻积,清热泻火;芒硝归胃经、脾经、小肠经、大肠经,可泻热通便,润燥软坚,清火;枳实协助大黄和芒硝泻热,即寒凝不通。为了既能寒凉泻热,又能达到

治疗目的,必须用一味温性的药,量一定要大,而厚朴是温性药,也是理气药,中医在认识问题的时候,认识到气得温则行,得寒则凝,大黄、芒硝、枳实这三味药,加起来应该是 25g 左右,厚朴是 24g,在这种情况下,厚朴归胃、脾、大肠经,归经相同,亦能起到"监督"的作用,正如《医方考》云"厚朴苦温以去痞",其作用包括制约寒性药和畅通气机。

(二)腑气不通的判别,热征腹型汗神志

大承气汤方证是仲景为阳明腑实证所设,阳明病,胃家实是也。阳明经热,可用白虎汤等解热,但形成腹痛、大便难、身热、谵语等腑满燥实之证时,才可以投以大承气汤,因此掌握好大承气汤应用火候十分重要。赵国平老师通过对大便异常情况、腹征、热型、舌脉等辨证要点对其所成燥屎的程度进行如下判断。①热型:日晡所发热者,属阳明也,阳明气旺之时发热或发热加重,说明散漫之热邪已聚敛于胃肠。②神志异常:胃肠燥热,浊气不得下泄,上扰神明,乃发谵语。谵语乃是燥屎与热邪相合的结果。③饮食情况:燥屎坚结,腑气不通,浊气上逆,则影响胃之受纳,表现为"不能食";若燥结程度轻,仅出现大便硬,并不影响胃纳。④持续性腹满痛、绕脐痛:燥屎阻结,腑气不通,气血郁滞,故见脐腹疼痛。⑤汗出:手足濈然汗出者,此大便已硬也。由于四肢禀气于脾胃,阳明燥热,迫使津外泄,由全身出汗发展为手足多汗,也表示热势由充斥全身演变为聚敛胃肠。因此,只要通过以上 5 点判别出腑实证的存在,即可应用。

(三)邪热炽盛致津伤,急下存阴生津液

由于邪热盛炽,热伏于里,使津液耗伤,里热不下,腑气不通,邪热急疾内传,津伤,热愈炽,甚可见少阴真阴欲竭之势,两者虽互为因果,但热盛为"先因"。《素问·至真要大论》云:"必伏其所主,而先其所因。"故泻其热,即可补阴津之亏耗,此虽未直接养阴,却有异曲同工之妙。且误汗或发热汗多,虽可伤津,但观其主证,以邪热燥结为主,值此生死存亡之际,留得一分阴液,便有一分生机,故用大承气汤以釜底抽薪,急下存阴。大承气汤虽为阳明腑实而设,治疗阳明三急下证和少阴三急下证时,虽然病因不同,见证不一,但病机相同,互为因果。所以治法相同,宜急下以存阴。应用时不一定要等到阳明病燥邪成实,灼伤津液才去急下存阴,或少阴病待其化燥成实,一定要急下之以救其欲竭之真阴才去应用。

（四）适用人群

常见本方证的患者经常以腹胀、腹痛为主。常常放恶臭屁,其腹部按之硬满,或如按压橡胶枕头。按压时患者常诉说胀痛不适。此外,患者的潮热、多汗、烦躁、谵语、神志失常等也提示病情严重。

四、临床应用

（一）个人验案

吴某,男,住院患者,自述头痛不解,持续 7 日左右,综合考虑后,其主治医师遂请会诊。现症:患者神志清,精神尚可,双下肢无力,行走拖地,恶心呕吐,颈项僵硬,无口干口苦,纳食可,睡眠多梦,大便秘结,小便可。舌黯红,苔黄厚腻,脉弦滑。头部 CT 提示:脑室系统出血。

西医诊断:脑出血;中医诊断:中风,结合患者症状及舌脉,考虑为痰热腑实证,给予加味大承气汤颗粒以通腑泻热。

处方:枳实 10g、大黄 6g、芒硝 9g、厚朴 12g、胆南星 6g、麦冬 10g。水煎服。

患者诉服用 2 剂后,大便先硬后溏,头痛消失。

按语:该患为出血性脑卒中,入院后便予以颅内脱水等对症治疗,脱水剂的使用虽能有效降低颅内压,但容易造成津液的亏损,加之患者长期卧床,活动减少,更加重便秘之势。肠中既燥,胃居其上,声气互通,乃亦化热,胃络通于脑(与现代研究脑 - 肠轴、肠道菌群是第二大脑相似)。脑神受热熏灼,故发为满头剧痛,结合舌脉诊断为痰火腑实证,痰火扰心,则睡眠不安。治病求本,故予以大承气汤加减治疗,合麦冬以养阴生津,清心安神,合胆南星以清热化痰,颇有星蒌承气汤之意。患者自述服用后,大便得排,腑气得通,头痛得愈。

（二）名家医案

1. 颜正华医案[①]　某女,79 岁,2006 年 11 月初诊。大便 3 天未行,且 3 天未进食,胃脘痛,口苦,纳呆,口不渴,不喜饮水,舌黯、苔薄微黄,脉弦细。平素有胃炎、胃下垂。证属脾胃不健,热积肠腑,腑气不通。治以通腑泄热,健运脾

---

① 高新颜,张冰,杨红莲.颜正华教授应用通腑三法经验介绍[J].新中医,2008,40(5):19-20.

胃。处方如下：枳实、厚朴、大黄（后下）、玄明粉（冲）各10g，白术、瓜蒌仁、决明子、冬瓜仁各3g，焦三仙、鸡内金各12g，谷芽15g。3剂，每天1剂，水煎服。二诊：大便已通，每天1次，质稀，口苦消失，胃脘痛减，仍纳呆。守方去大黄、玄明粉，加佩兰、炒枳壳、陈皮各10g，砂仁（后下）3g，龙胆草1.5g。7剂每日1剂，水煎服。

按语：患者平素脾胃虚弱，中气不足，致肠道推动无力，糟粕积滞肠腑，蕴湿生热，出现便秘、口苦、苔黄，为肠腑热结。方用大承气汤为主，佐以润肠、开胃之品，并重用生白术大补中州，健脾运肠，与攻下剂合用，标本兼顾。大便通，便质偏稀，恐过下伤正，故停用大黄、玄黄粉，以补脾润肠为主。患者便秘日久，加之脾胃虚弱，虚实夹杂，病程缠绵反复，故三诊时加大润下之力，以补脾润肠和胃之剂为主方，缓缓图之。

2. 张志远医案[①]　患者，男，56岁，工人，2014年2月28日初诊。主诉：眩晕一月余，加重6日。现病史：患者春节期间因忙碌出现眩晕，如坐舟车，近6日来眩晕加重，突然视物不清。刻下：眩晕，视物不清，口干，胸中闷热，汗出增多，恶心呕吐，脘腹痞满拒按，大便数日一次，舌红绛，苔黄燥，脉沉实。既往史：既往身体健康。诊断：眩晕。辨证：阳明热盛，燥屎内结，气机不利，清阳被郁。治法：泻热通腑，佐以和胃止呕。处方：大承气汤加味。药用：生大黄（后下）9g，枳实9g，厚朴9g，元明粉（冲服）12g，加麦冬15g，山栀子15g，大枣3枚。3剂，水煎分3次服，日1剂。二诊：服上药后便通，泻下量多，秽臭不堪，诸症减轻。继饮6剂，眩晕止，目清明，随访半年未复发。

按语：眩晕一证，历代医家分别有"诸风掉眩，皆属于肝""无痰不作眩""无虚不作眩""血瘀致眩"等认识。然由阳明燥结所致眩晕者，历代文献则论述不多。《伤寒溯源集》："经云五脏六腑之精，皆上注于目，热邪内灼，津液枯燥，则精神不得上注于目，故目中不了了，睛不和也。此终为邪热内实之里也，当急下之，以救阴液，宜大承气汤。"本案例因邪热与糟粕互结于阳明，运化失司，清阳不升，浊阴不降，精气被郁，故有眩晕、视物模糊、呕吐等症，故处方以大承气汤攻其燥结，通其腑气；加入栀子泻火除烦，《神农本草经》云："栀子主五内邪气，胃中热气，面赤，酒疱皶鼻，白癞赤癞，疮疡。"；麦冬、大枣和胃止呕；诸药合用，使阳明腑气得通，燥结得除，中土转枢，清阳升而浊阴降，故眩晕病愈。

3. 周克照医案[②]　患者，男，47岁。三伏天，腹中绞痛，下痢红白，红多白

① 王润春，潘琳琳，刘欢，等．张志远运用四承气汤经验［J］．世界中西医结合杂志，2016，11(7)：917-919，982.
② 尚云冰，曲夷．再论大承气汤［J］．山东中医药大学学报，2016，40(2)：135-136.

少,里急后重,一夜间解大便 30 多次。体形壮实,面色潮红兼见垢腻,渴喜冷饮,小便短赤。口唇干红,舌边尖俱红,舌苔黄厚,六脉滑数有力。拟"通因通用"法为治。投大承气汤,清泻肠胃实热。处方:大黄 15g,厚朴 9g,枳实 9g,元明粉 12g(冲服)。水煎,分 2 次服完。服药一剂,下痢一夜间减为 4 次,里急后重亦大减。再服一剂,泻下 2 次水样大便后,诸症进一步减轻,唯患者感觉困倦乏力。考虑大肠余热未清,改用葛根芩连汤善后。药后诸症消失。

按语:大承气汤能否活用,还须进一步打破大承气汤专通大便的线性思维。如周克照案中患者一夜间解大便 30 余次,不仅不是大便秘结,反而是大便过利,而面色潮红、渴喜冷饮、口唇干红等症,俱是一派阳明实热,周氏予大承气汤一剂,大便次数不仅未增,反骤减至 4 次,可谓是以通利剂治下利。本案并不属燥屎而致的下利清水,大承气汤为何依然有效,无疑是患者肠中存在腐秽积滞,以致下痢红白,舌苔黄厚。大承气汤通腑、泻热、逐湿的作用机制,正应患者阳明热甚之病本。实热去,腐秽清,不止利而利自止,恰似芍药汤中的大黄之妙。

(三)临床应用

1. **哮喘**[①] 刘某,女,57 岁,于 2016 年 12 月 23 日就诊。主诉:间断咳喘 20 余年,加重 5 小时。现病史:患者 20 余年前因外感后出现咳喘,喉间哮鸣,胸闷气急,于天津市总医院就诊,诊断为"哮喘",给予抗炎解痉平喘治疗,症状好转后出院。后一遇冷空气即发作咳喘,平素长期服用药物,症状缓解时间渐长,平均约 14 天左右。5 小时前患者因外出遇冷,出现咳喘,喉中痰鸣,痰难咳出,就诊于我院急诊,查血常规:白细胞 $3.80 \times 10g/L$,中性粒细胞比率 71.00%,嗜酸性粒细胞比率 11.21%。胸片:双肺纹理紊乱。急诊以"咳喘原因待查",收入呼吸科。现症见:咳喘,喉中痰鸣,痰难咳出,无发热,喘憋夜间加重,难以平卧,夜寐欠安,纳可,小便可,大便秘结。舌黯红,苔白腻,脉滑数。肺部听诊:双肺可闻及散在哮鸣音。辅助检查:血清免疫球蛋白(IgE)496。过敏原检测:对冷空气、螨虫、花粉、小麦过敏。REF 日变异率 23%。肺功能:FEV1/FVC 73.24%。气道可逆性实验:FEV1 绝对值提高 <200ml。改善率 9.5%。西医诊断:哮喘;中医诊断:哮病,发作期热哮。西医以抗炎、化痰、平喘治疗后患者症状改善不明显,根据患者病情,采取中西医结合治疗,中医以中药大承气汤灌肠,

① 董美玲,白慧梅.从"肺与大肠相表里"论大承气汤灌肠在哮喘中的应用[J].亚太传统医药,2017,13(18):2.

每日 1 次,连用 7 天,经治疗 3 天后患者咳喘症状减轻,7 天后,无咳喘及喉间痰鸣,双肺未闻及哮鸣音,复查血常规、肺功能均已正常,患者好转出院。从生理上,肺为脏,"满而不能实",主藏;大肠为腑,"实而不能满",主泻,一满一实,一藏一泻。从气机升降上,肺宣发,大肠肃降,肺与大肠相互影响,共同调节人体气机的运行。孙思邈评注:"肺与大肠相表里,肺疾则大肠之力不足,故便不畅,或便后失力,上无感,下不应也。若大肠过疾,则肺之鼓动力受阻,故气常不舒,或增咳嗽。干不强,枝亦弱也。先生治咳嗽,而用吐剂,知其化脓毒,侵于腠理耳。视若甚奇,实则无奇也。"

2. 急性心肌梗死[①]　李某,男,45 岁。1977 年 12 月 27 日,因左胸部疼痛而入院。患者近十年来血压偏高,心电图提示左心肥厚。入院前两天上午,突然心前区疼痛难忍,胸闷有压迫感,呼吸困难,心慌自汗,体温略高,血压偏低。体检:心尖搏动不明显,心界不扩大,律齐,心音稍低钝,心尖部闻及第四心音。心电图:急性后壁心肌梗死(心肌劳损,左心高电压)。诊断为:冠心病,急性后壁心肌梗死。经用多巴胺、阿托品、哌替啶、丹参注射液及输液等支持疗法,虽有好转,疗效不能持久,血压 80/50mmHg,故转中医治疗。患者左胸疼痛阵作,甚则痛引背部;气憋胸闷,呼吸不畅,食后则加剧;心悸、白汗淋漓;神倦懒言;有时烦躁,欲便而不解(已经五日),腹胀难忍,拒按,舌苔老黄而厚,脉沉细而迟。询知患者发病前曾食红烧肉半碗许。患者素体心气亏损,痰湿阻遏清阳,气血流行不畅。病属胸痹心痛。目前因见食积于中,腑实不通,本虚标实,拟用大承气汤加味,急治其标。生大黄 9g(后下)、川朴 9g、枳实 9g、芒硝 9g(冲)、川芎 9g、延胡索 9g、瓜蒌仁 9g、陈皮 9g、甘草 9g。服药二剂后,解大量恶臭之便,胸痛憋闷、心悸明显好转、呼吸渐平,腹胀大减,汗少,稍有口渴,舌苔浮厚而黄,脉转细滑。宿滞已衰其大半,继清余邪,即当顾护正气。原方去风化硝,生大黄改制大黄,加红参 3g,煎水代茶服二剂后,症情缓解,血压回升至 90/62mmHg,原方再服三剂,患者已能下床站立,无甚不适,血压亦恢复正常 130/80mmHg,舌苔薄,脉细弱,心率 74 次 /min。续用益气养血调理,药用红参(煎水代茶)6g、炙黄芪 15g、当归身 10g、炒白芍 9g、郁李仁 9g、火麻仁 9g、陈皮 9g,另用莲子肉煨汤频服。上方连服十剂,心电图复查结果:心肌损害恢复。又进五剂而出院。

---

① 沈继泽 . 大承气汤治疗危重急证 4 例[J]. 江苏中医杂志,1983(1):40-41.

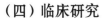

（四）临床研究

1. 急性胆囊炎[①]　以大承气汤拟称通腑合剂灌肠为主,大柴胡汤加减内服,部分病例配合西药补液,治疗急性胆系感染 144 例,其中 140 例临床症状和体征消失,实验室检查恢复正常或基本正常,无效 4 例。

2. 尿毒症[②]　汪莲开等将 44 例慢性肾功能衰竭尿毒症患者随机分为 2 组。西药组单用新利尿合剂与对症支持治疗;中西药结合组用大承气汤灌肠,口服加味六味地黄汤及西药治疗,结果:中西医结合治疗尿毒症较单用西药治疗疗效显著($P<0.05$)。

3. 不完全性肠梗阻[③]　随机选取本科近 3 年来不完全性肠梗阻患者 56 例,3 组均予以西医常规治疗,主要包括禁食、清洁灌肠、维持水电解质平衡、抗感染及胃肠减压。治疗组于此基础上加用中药治疗:以通里攻下为基本法则,方用大承气汤:大黄(后下)15g,厚朴 12g,枳实 12g,芒硝 12g(冲服)。上药煎液,口服或胃管注入 100ml/次,每日 3 次,观察 72 小时。结果:治疗组总有效率 96.42%,对照组为 85.71%。

附1　名家论述

1.**《伤寒捷诀》(严则庵)**　烦躁狂言仍面赤,热潮咽痛号重阳,便于阳毒经中治……发狂者,谓温毒在胃,并入于心,遂使神志不定而发狂也。狂之发作,少卧不饥,妄语笑,妄起行,登高而歌,弃衣而走,甚则逾垣上屋,此伤寒阳毒发狂之症也。《经》曰'邪入于阳则狂',又曰'重阳则狂'是也。宜以大承气汤倍加芒硝急下之。

2.**《伤寒来苏集》(柯琴)**　诸病皆因于气,秽物之不去,由气之不顺也,故攻积之剂,必用气分之药,故以承气名汤。

3.**《医方考》(吴昆)**　伤寒阳邪入里,痞、满、燥、实、坚全俱者,急以此方主之。调味承气汤不用枳、朴者,以其不作痞满,用之恐伤上焦虚无氤氲之元气也;小承气汤不用芒硝者,以其实而未坚,用之恐伤下焦血分之真阴,谓不伐

① 朱广根.大承气汤灌肠为主治疗急性胆系感染 144 例疗效观察[J].上海中医药杂志,1984(9):14-15.
② 汪莲开,唐士芬.中西医结合救治尿毒症疗效观察[J].实用临床急救,1998,5(4):175-176.
③ 杨勇,赵薇.大承气汤治疗不完全性肠梗阻 28 例疗效观察[J].云南中医中药杂志,2015,36(2):40-41.

其根也。此则上中下三焦皆病,痞、满、燥、实、坚皆全,故主此方以治之。厚朴苦温以去痞,枳实苦寒以泄满,芒硝咸寒以润燥软坚,大黄苦寒以泄实去热。

4.《伤寒论条辨》(方有执)　承气者,承上以逮下,推陈以致新之谓也。曰大者,大实大满,非此不效也。枳实泄满也,厚朴导滞也,芒硝软坚也,大黄荡热也,陈之推新之所以致也。

5.《绛雪园古方选注》(王晋三)　芒硝入肾,破泄阴气,用以承气者,何也?当知夺阴者芒硝,而通阴者亦芒硝,盖阳明燥结日久,至于潮热,其肾中真水,为阳明热邪吸引,告竭甚急矣。若徒用大黄、厚朴、枳实制胜之法,以攻阳明,安能使下焦燥结急去,以存阴气。故用假途灭虢之策,借芒硝直入下焦,软坚润燥,而后大黄、朴实得破阳明之实。破中焦竟犯下焦,故称之曰大。因《经》言,下不以偶,所以大黄、芒硝再分两次内煎,乃是偶方用奇法,以杀其势,展转回顾有如此。

6.《伤寒论集注》(张隐庵)　所谓大承气者,乃大无不该,主承通体之火热。芒硝生于斥卤之地,感地水之咸气结成,能下承在上之热气。《内经》所谓热气在上,水气承之,此命名之大义也。大黄气味苦寒,主破瘀积宿食,荡涤肠胃,推陈致新,通利而下行者也。枳实臭香形圆,气味苦寒,炙用主益胃气,以行留滞。厚朴气味苦温,色性赤烈,炙香主厚脾土而破积滞。夫太阴腐浊之邪,上合阳明悍烈之气,腐秽内实,火热外蒸,乃上承火热之气而下泄其腐秽,名曰大承气,即大青龙之义也。

附2　类方鉴别(见表5)

表5　大承气汤类方鉴别

方名	原文	病机	症状	组成	治则
大承气汤	阳明病,潮热,大便微硬者,可与大承气汤,不硬者,不可与之	阳明腑实证	阳明腑实证:大便不通,频转矢气,脘腹痞满,腹痛拒按,按之则硬,甚或潮热谵语,手足漐然汗出,舌苔黄燥起刺,或焦黑燥裂,脉沉实 热结旁流证:利清谷,色纯青,其气臭秽,脐腹疼痛,按之坚硬有块,口舌干燥,脉滑实。 里热实证之热厥、痉病或发狂等	大黄、芒硝、厚朴、枳实	峻下热结

续表

方名	原文	病机	症状	组成	治则
小承气汤	太阳病,若吐,若下,若发汗后,微烦,小便数,大便因硬者,与小承气汤和之	主治痞、满、实而燥不明显之阳明热结轻证	痘疹后胃弱不能胜谷,谓之食蒸发搐。其人潮热,大便酸臭,秘泄不调,或呕吐肠痛	大黄、厚朴、枳实	轻下热结
调胃承气汤	发汗后,恶寒者,虚故也;不恶寒,但热者,实也。当和胃气,与调胃承气汤	阳明燥热内结,有燥实而无痞满之证	大便不通,口渴心烦,蒸蒸发热,或腹中胀满,或为谵语,舌苔正黄,脉滑数;以及胃肠热盛而致发斑吐衄,口齿咽喉肿痛等	大黄、芒硝、甘草	缓下热结
麻子仁丸	趺阳脉浮而涩,浮则胃气强,涩则小便数,浮涩相搏,大便则硬,其脾为约,麻子仁丸主之	脾约之证	大便硬甚至多日不便,苔干少津,无燥裂起刺	大黄、厚朴、枳实、杏仁、白芍	润肠通便

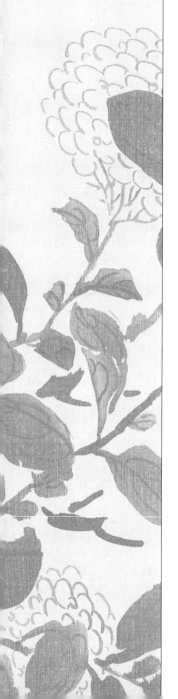

第六章　当归芍药散

一、经典原文

1. 妇人怀妊，腹中疞痛，当归芍药散主之。(《金匮要略·妇人妊娠病脉证并治》)

2. 妇人腹中诸疾痛，当归芍药散主之。(《金匮要略·妇人杂病脉证并治》)

二、功效主治

【功效】健脾祛湿、养血调肝。

【主治】肝脾失调、气郁血滞湿阻导致的妊娠腹痛。

三、研方心得

(一) 当归芍药妇科病，气血水湿病亦可

当归芍药散现代普遍应用于妇科病症，但是一些医家提出当归芍药散也擅血水并治。因此当归芍药散作为"血水并治"之剂，主要功效为养血活血、化湿利水。当归、川芎、芍药入血分；白术、泽泻、茯苓三药入水分。以方测证，其所治疗疾病的病位当在水分、血分。血虚所致水湿停滞及水湿内阻引起的血气不生均为血虚水盛证，寒湿入络留瘀或瘀血内蓄久致水气内停均为湿滞血瘀证，两者均是当归芍药散的适应证。临床上运用当归芍药散紧扣其方证病机，辨别气、血、水三者病变的轻重缓急，倘水湿泛滥为甚，可侧重茯苓、白术、泽泻化气行水之效，若脉道涩滞或

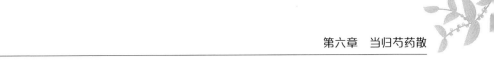

亏空,则调整归芎芍之剂量,化瘀行水,和营充脉,临证时调整原方中血分药与水分药的用量比例,适当加减运用,可获良效。

(二)当归芍药经验方,各家辨证各不同

胡希恕认为本方以芍药为主,伍以归芎,其治瘀血和腹中急痛。但妇人怀孕,腹中疼痛及妇人腹中诸疾痛,虽暗示有瘀血,但不一定本方主之,又因本方有大量白术、泽泻,故应有头冒眩、心下悸和小便不利等证候,并指出本方的辨证要点为腹痛拘急、头晕心悸、小便不利。而叶橘泉认为:本方的辨证要点是虚证的瘀血、水气症状,妇科比较多见,对于月经不调、腰酸腹痛、动悸、头痛、眩晕用之最宜,气虚血弱,或兼气郁肝郁诸症均适用。连建伟认为:此方应以妇人少腹疼痛,左关弦,舌苔偏腻为辨证要点,少腹痛即脐下偏左或偏右部位的疼痛,此部位为厥阴肝经循行之处,左关弦说明肝木不柔,不柔则痛,苔偏腻说明脾虚有水湿,且患者往往兼有小便不利之证,并以舌诊为依据加减。伍炳彩认为本方是肝脾两调之方,主要是从肝入手,兼入血分,可利湿。根据脏腑之间的关系,本方可用于内脏下垂,对使用补气升提类方剂不效的患者,究其原因,往往与肝病传脾有关,当从肝论治,临床常用本方加味治疗多种下垂(坠)性疾病,多根据腹隐痛、小便偏短、大便偏软、面色偏红、精神尚可、脉弦细等辨证为肝脾不和,湿滞内停,其典型指征为关脉弦。

(三)土气不调肝郁痛,疏肝健脾调血水

当归芍药散在《金匮要略》中用来治疗孕妇腹中痛证,仲景将这种疼痛表述为"疠痛","十三五"规划教材第3版《金匮要略讲义》指出:疠字读"绞"或"鸠"时,指腹中急痛;读"朽"时,指绵绵作痛,本书即腹中拘急,绵绵作痛。而徐彬在《金匮要略论注》中言到:"痛者,绵绵而痛,不若寒疝之绞痛,血气之刺痛也,乃正气不足,使阴得乘阳。而水气胜土,脾郁不伸,郁而求伸,土气不调,则痛绵绵矣。"孕妇的生理特点多为胞室气机阻滞,且易亏虚生滞;肝主气机,郁而不伸,导致水液代谢不畅,进而内生湿邪,因脾脏喜燥恶湿,水气易乘土。有医家认为,肝为女子先天,女子往往以血为本,经、孕、产、乳使其耗血伤精,血少则经脉失养,肝郁则木来乘土,脾虚则湿浊不化。本方,一方面祛邪,活血且利水,一方面补虚,健脾柔肝、益气养血以调和肝脾。故针对由肝郁脾弱、亏气亏血、水湿停滞导致的老年慢性病可见证使用。

（四）适用人群

以育龄期女性最为多见,体形以中等和体瘦偏多,贫血倾向,面色苍白或黄肿,血色中似乎带有一点黑色,且色不鲜艳,易见有黄褐斑或眼袋加深;因体表的血液循环不良,皮肤多缺乏正常光泽,皮肤虽干燥但皮下带有水气;喜静恶动,有抑郁倾向;平时易疲倦,怕冷,并易出现腹痛或拘急、眩晕、心悸、肩酸腰痛等不适感;女性常有月经不调,痛经,经期推迟,闭经,或月经量少,经色黯有血块;易在月经期、妊娠期出现腹痛腹泻,眩晕耳鸣,白带增多,浮肿,小便不利等症,舌质为正常或偏淡,舌色黯,舌苔正常或偏白,脉多沉弱或沉弦。

四、临床应用

（一）个人验案

张某,男,于 2021 年 3 月 11 日就诊,该患者 1 个月前因生气后出现腹泻,伴见腹痛肠鸣,便质稀溏,就诊于当地医院行肠镜检查未见明显异常,自服盐酸左氧氟沙星胶囊 3 天,症状时轻时重,一周前生气后,上述症状加重,为求系统治疗遂来我院门诊,现症见:泄泻肠鸣,腹痛攻窜,泻后痛缓,每日 3~5 次,排便黏腻不爽,伴有神疲乏力,胸胁胀闷,嗳气食少,每因情绪紧张而发,夜寐欠佳,舌质红,苔黄,脉弦。

中医诊断:泄泻(肝郁脾虚),给予当归芍药散加减以调和肝脾。

处方:当归 15g、白芍 15g、川芎 15g、麸炒白术 15g、茯苓 20g、泽泻 15g、炙黄芪 20g、党参 20g、炙甘草 15g、山药 20g、龙眼肉 15g、制何首乌 15g、熟地黄 15g、大枣 15g、陈皮 15g、天麻 15g、钩藤 15g。7 剂,水煎服。

按语:患者证属泄泻,其多由脾胃受病,清浊并走大肠,湿盛是本病发生的重要因素,湿去则病愈。脉弦、情绪不畅提示肝郁,肝失疏泄日久,克伐脾土,脾胃运化功能失职,水谷精微不能生化气血,反致湿浊内阻,辨证当属肝木乘脾,与当归芍药散之机相和,可达抑肝健脾利湿之效。方中泽泻、茯苓、白术健脾去湿,佐以山药止泻,陈皮燥湿醒脾,以使得脾气健运、湿去泻止;当归、川芎养血活血,入血分,可助白芍养血柔肝、缓急止痛,配龙眼肉、制何首乌、熟地黄补益精血,炙黄芪、党参、炙甘草、大枣合用以补益气血,以缓解患者精神、睡眠不佳;加钩藤、天麻平肝潜阳清热。全方养血疏肝,健脾利湿,血水并治,切中病机,效果佳。

（二）名家医案

1. 李合国医案[①] 患者甲,男,45岁,以"间断腹泻伴腹痛2年,加重1周"为主诉就诊。患者2年前因生气后出现腹泻,伴见腹痛肠鸣,便质稀溏,至当地医院行肠镜检查未见明显异常,诊断为"肠易激综合征(IBS)",一直未规律服药,症状时轻时重。1周前生气后,上述症状加重,诊见:患者自述情绪紧张即可发生腹痛肠鸣,腹痛即泻,泻后痛减,日3~4次,排便黏腻不爽,伴见周身疲乏无力、胸闷纳呆、嗳气,舌质淡黯,有齿痕,苔白厚,脉弦。西医诊断为肠易激综合征;中医诊断为泄泻,辨证属肝郁脾虚、湿困瘀阻。治宜抑肝扶脾、祛湿化瘀,药用当归芍药散合痛泻要方加减。处方:当归10g,炒白芍30g,茯苓30g,炒白术15g,泽泻20g,川芎30g,陈皮12g,防风10g,黄芪30g,炒内金30g,柿蒂30g,甘草10g。服药7剂后,腹痛肠鸣减轻,腹泻次数减少,大便成形,乏力、纳呆、嗳气明显改善,效不更方,继服15剂,诸症悉除,嘱患者调畅情志,注意饮食,不适随诊。

按语:本案证系肝脾失调,因情志不畅致使肝失疏泄,气机不利,湿瘀互结,不通则痛,故见腹痛;肝气横逆乘脾,脾失健运,清浊不分,食物与糟粕并走肠间,而见泄泻;脾胃虚弱,气血乏源,则见乏力、纳呆。方中重用炒白芍柔肝缓急,抑木培土,与炒白术相伍,鼓舞脾之清阳,且有祛湿止泻之功,防风具有升散之性,与白芍相伍,以助疏散肝郁,陈皮燥湿醒脾,泽泻、茯苓健脾渗湿以止泻,当归、川芎养血活血以散瘀滞,用当归芍药散合痛泻要方加减健脾调肝祛湿,虚、瘀、水同治,佐以黄芪、炒内金、柿蒂等对症药物,故能收到良好效果。

2. 崔玉衡医案[②] 杨某,女,27岁,已婚,2015年5月5日初诊,患者婚后1年余,未避孕,刻下月经4个月未至,妊娠试验(-),体形肥胖,大便溏,每日2~3次,舌体胖大,色紫黯,苔白而厚,脉沉尺弱,行彩超检查提示多囊卵巢。中医诊断:闭经,湿瘀内阻兼有肾虚;西医诊断:多囊卵巢综合征。给予化湿活瘀通经之剂,当归芍药散加味:当归15g,赤芍20g,川芎12g,炒白术20g,茯苓15g,泽泻15g,怀牛膝15g,三棱30g,莪术30g,苍术12g,桃仁12g,红花9g,鬼箭羽15g,水蛭12g,炙甘草6g。服药8剂。二诊患者大便改善,次数较前减

① 焦星,李合国.李合国教授灵活运用当归芍药散验案三则[J].中医临床研究,2018,10(12):140-141.
② 赵阳,杨萌.崔玉衡以当归芍药散为主方治疗多囊卵巢综合征经验[J].中医学报,2018,33(2):249-253.

少,每日1~2次,舌苔变薄,唯月经仍未至,彩超提示子宫内膜较薄,守上方怀牛膝改为20g,加肉桂6g,丹参20g,车前子15g。再服8剂,以加强活血通经、渗湿泄浊之效,同时配合肉桂以温肾助阳。三诊患者月经仍未至,但有腰酸、小腹不适等月经欲来之象,守上方去车前子,水蛭改为15g,加土鳖虫9g,益母草20g,薏苡仁30g,黄芪20g,峻利通经,因势利导,促其经血下行,配合黄芪以补气生血,服药4剂,患者月经已至,唯量较少。后以此方略有加减,间断服用3个月余,月经周期已恢复正常,彩超提示一侧多囊卵巢已消失,在当归芍药散的基础上加用巴戟天、仙茅、淫羊藿、菟丝子、紫石英等药物以温肾助阳促排卵,6个月后顺利怀孕。

按语:本案患者以肾虚为本,痰湿瘀血内停为标,然其病日久,月经不至,必有瘀血,与痰湿坚结体内,故先用化湿祛痰之剂,重用活血祛瘀之剂,以使体内痰湿得化,瘀血松动,血脉通畅,治其标亦治其本也,而后佐以补气养血之品,气血充足,血脉通畅,故月经自调,待其月经周期正常以后,再投以温肾助孕之品,促进卵子排出,体内气血充盛,阴阳调和,故如期而孕。

3. 栗锦迁医案[①]　陈某,女,55岁,2016年10月18日初诊。主诉:头晕半年余,近日加重。刻诊:头晕,颠顶昏沉,偶耳鸣、头痛,恶心,多寐,纳食可,大便不成形,舌黯红苔白腻,有瘀斑,边有黏液,脉弦滑。血压:140/100mmHg。中医诊断:眩晕,证属痰瘀互阻。治以化痰祛瘀,健脾化湿。拟方用当归芍药散合半夏白术天麻汤加减化裁:当归15g,赤芍15g,川芎15g,炒白术20g,茯苓30g,葛根30g,苍术20g,石菖蒲20g,清半夏15g,陈皮15g,天麻20g,党参25g,牛膝25g。14剂后,患者头晕好转,二便调,嘱患者继续服药。

按语:本案患者平素饮食不节,损伤脾胃,健运失司,聚湿生痰,痰浊内阻,故恶心,大便不成形;痰浊逆而上冲清窍,发为眩晕、视物模糊、耳鸣;痰浊中阻,经脉不通,气血运行不利,久而痰瘀阻滞,故舌黯有瘀斑,脉弦滑。采用当归芍药散合半夏白术天麻汤加减化裁,使瘀化痰消湿除。

4. 汤宗明医案[②]　患者某,男,83岁。10年前因脱肛于吾师处治疗痊愈。近3年来脱肛再发,初起可自行回缩,渐发展至须人工回纳,移医数处,多以补中益气汤加收敛之品论治,鲜有疗效。近月余来脱肛加重,甚时如鸡蛋大,人工亦无法回纳,致肛门异物感,时有疼痛,苦不堪言。因年迈不能手术,于2013

① 崔红梅,范玉强.栗锦迁从痰论治眩晕经验[J].湖南中医杂志,2018,34(1):24-25.
② 严兴茂,王孝东,汤宗明.名中医汤宗明经方临证发挥——当归芍药散证[J].中华中医药杂志,2015,30(6):2011-2013.

年4月12日再次求治于吾师。诊见:直肠脱出如鸡蛋大,色淡偏紫暗,大便不畅,口干不苦,神疲乏力,纳食尚可,舌质黯红,苔薄黄腻,脉小滑。西医诊断:顽固性脱肛。中医诊断:脱肛。证为血虚气陷,中气不足。治以养血活血,益气升提,润肠通便。拟当归芍药散加味,处方:当归15g,白芍20g,川芎10g,泽泻15g,炒白术10g,黄芪30g,升麻9g,柴胡9g,荆芥10g,防风10g,陈皮10g,肉苁蓉20g,生白术25g。8剂,水煎服,日1剂。嘱其勿用力大便。二诊(2013年4月20日):诉服药3剂时大便顺畅,直肠可自行回纳,但仍时有脱出。6剂时直肠脱出次数明显减少,自觉肛门可以收缩控制,但若用力大便仍有脱出,便后可回纳。口干等症缓解,舌质淡红,苔薄白,脉小滑。药已中的,勿须更张,原方加党参12g以增益气升提之功,8剂。三诊(2013年4月28日):脱肛已愈,舌脉如前,再前方3帖善后,嘱务必保持大便通畅。随访至今未见复发。

按语:补中益气,升阳举陷乃治疗内脏下垂之常法。然气与血相互为用,治气与治血相互为功,血载气行,气助血运。该案乃脱肛施以常法效差者,汤老予活血行血之当归芍药散为主,加以常法。

(三)临床应用

血管神经性水肿[①] 孙某,女性,54岁。2018年10月2日初诊。患者于1个月前因使用不知名化妆品后皮肤瘙痒,夜间受风,继而出现面部浮肿,以眼睑浮肿为甚,自述感觉呼吸不畅,诊断为血管神经性水肿,自行服用氯苯那敏后,症状减轻。后因食海鲜加重病情,头面部皮肤肿胀,眼睑为甚,皮色光亮,伴瘙痒,自述有紧缚感。舌体胖大、色黯,苔薄黄,脉弦数。辨证为血热湿郁,邪气蕴于肌肤。治宜清热利湿,凉血活血。处方:当归20g,白芍10g,赤芍20g,川芎10g,茯苓30g,苍术15g,白术10g,泽泻15g,黄芪20g,白鲜皮10g,蝉蜕10g,炙甘草5g。日3剂,水煎服。7日后复诊,诸症减轻。守方继进,乘胜追击,前方加炒薏苡仁20g,继续服用,7剂后诸症皆去。

按语:血管神经性水肿属于中医"风水"范畴,其发病具有明显病位特点,其病机为气血水同病,患者因使用化妆品感受药毒,继而受风诱发,以面部浮肿为主,有紧缚感,血热湿郁为其病理机制,以当归芍药散清热凉血为法,受风而发,酌加风药以祛邪,黄芪补益脾肺,宣卫气于表,药后见效,症状减轻。二诊再加薏苡仁健运脾胃,增强利湿效果,7剂后痊愈。

① 刘权威,姚鹏宇,栾光一.基于气血水并调理论当归芍药散治疗血管神经性水肿病[J].中国中医药现代远程教育,2019,17(17):19-21.

（四）临床研究

1. 黄褐斑[①]　2017 年 4 月—2018 年 4 月接收的 68 例黄褐斑患者纳入本次研究,采用抽签的方法将患者分为对照组(34 例)与观察组(34 例),对照组给予常规西药还原型谷胱甘肽片治疗,观察组给予当归芍药散治疗,对 2 组患者的临床治疗总有效率及不良反应发生情况进行对比观察。与对照组相比,在临床总有效率上,观察组明显较高($P<0.05$);在不良反应发生率上,观察组显著较低($P<0.05$)。应用当归芍药散对黄褐斑进行治疗效果显著,可起到疏肝健脾、活血化瘀的作用,且不良反应少,临床价值高,值得推广。

2. 慢性盆腔炎[②]　选择 2016 年 9 月—2018 年 5 月收治的 136 例慢性盆腔炎患者作为观察样本,依照摸球法分为对照组和治疗组,各 68 例,对照组运用妇科千金片治疗,治疗组运用当归芍药散治疗,对两组临床治疗效果进行比较。对照组与治疗组患者的治疗总有效率相比,治疗组明显比对照组高,两组有统计学意义($P<0.05$)。当归芍药散对慢性盆腔炎治疗效果确切,具有临床推广和借鉴价值。

3. 痛经[③]　李爱君等以 68 例中青年痛经患者作为研究对象,以加味当归芍药散和益母草颗粒分别作为治疗组和对照组的治疗方法,结果:治疗组疗效优于对照组,证明加味当归芍药散治疗痛经安全有效。

4. 盆腔肿块[④]　为观察加减当归芍药散治疗盆腔肿块的临床疗效。将306 例盆腔肿块患者随机分为治疗组 156 例、对照组 150 例。治疗组予加减当归芍药汤内服外敷,4 周为 1 疗程。对照组予金刚藤糖浆 20ml/ 次,3 次 /d;氧氟沙星片 0.2 次,2 次 /d。于治疗前后检查妇科彩超。结果:2 组患者 306例均完成观察,治疗组和对照组的总有效率分别为 94.87% 和 90.11%;愈显率76.28% 和 40.14%,治疗组优于对照组($P<0.05$)。2 组患者治疗后中医证候总积分均较治疗前降低($P<0.01$)。治疗组治疗后总积分、腹痛、阴道流血积分改善情况优于对照组($P<0.05$)。

5. 慢性肾小球肾炎[⑤]　为观察当归芍药散治疗慢性肾小球肾炎湿瘀互结证的临床疗效,将 2013 年 2 月—2014 年 12 月于本院就诊的慢性肾小球肾炎

① 王建中 . 当归芍药散治疗黄褐斑临床观察[J]. 光明中医,2019,34(8):1213-1215.
② 唐静 . 当归芍药散临床验案 4 则[J]. 江西中医药,2014,45(5):46-47.
③ 李爱君,娄永亮 . 加味当归芍药散治疗痛经的临床应用[J]. 中国民间疗法,2014,22(6):30-31.
④ 蒋燕 . 加减当归芍药散治疗盆腔肿块 156 例临床观察[J]. 云南中医中药杂志,2016,37(8):54-55.
⑤ 王洪斌 . 当归芍药散治疗慢性肾小球肾炎湿瘀互结证 57 例[J]. 河南中医,2015,35(5):940-942.

湿瘀互结证患者114例随机分为对照组和治疗组患者,各57例。对照组患者给予西医常规治疗,治疗组患者则在对照组基础上联合当归芍药散治疗,日1剂,连续治疗2个月后观察临床疗效及两组患者血、尿生化指标的改善情况。结果显示:对照组有效率为75.4%,治疗组有效率为91.2%,对照组有效率明显低于治疗组,差异具有统计学意义($P<0.05$);患者经治疗后血、尿生化指标均有不同程度的改善,血尿素氮(BUN)、血肌酐(Scr)及尿蛋白定量水平与治疗前相比有所降低,血浆白蛋白水平则明显升高,治疗组的各项指标水平变化程度更突出,差异具有统计学意义($P<0.05$)。

附1 名家论述

1.《金匮玉函经二注》(赵良仁) 此与胞阻痛不同,因脾土为木邪所克,谷气不举,浊淫下流,以塞搏阴血而痛也。用芍药多他药数倍以泻肝木,利阴塞,以与芎、归补血止痛;又佐茯苓渗湿以降于小便也;白术益脾燥湿,茯、泽行其所积,从小便出。盖内伤六淫,皆能伤胎成痛,不但湿而已也。

2.《金匮要略论注》(徐彬) 痛者,绵绵而痛,不若寒疝之绞痛,血气之刺痛也。乃正气不足,使阴得乘阳,而水气胜土,脾郁不伸,郁而求伸,土气不调,则痛而绵绵矣。故以归、芍养血,苓、术扶脾,泽泻泻其有余之旧水,芎畅其欲遂之血气。不用黄芩,痛因虚则稍夹寒也。然不用热药,原非大寒,正气充则微寒自去耳。

3.《勿误药室方函口诀》(浅田宗伯) 此方主治妇人腹中疞痛,而兼和血利水之效。

4.《金匮发微》(曹颖甫) 因怀孕之故,周身气血环转较迟,水湿不能随之运化,乃停阻下焦而延及腹部,此即腹中痛所由来。

5.《三因方》(陈无择) 治妊娠腹中疞痛,心下急满,及产后血晕,内虚气乏,崩中久利,常服通畅血脉,不生痛疡,消痰养胃,明目益津。

6.《岳美中医案集》(岳美中) 此方之证,腹中挛急而痛,或上迫心下及胸,或小便有不利,痛时或不能俯仰。腹诊:脐旁拘挛疼痛,有的推右则移于左,推左则移于右,腹中如有物而非块,属血与水停滞。方中芎、归、芍药和血舒肝,益血之虚;苓、术、泽泻运脾胜湿,除水之气。方中多用芍药,芍药专主拘挛,取其缓解腹中急痛。合用之,既疏瘀滞之血,又散郁蓄之水。服后小便或如血色,大便或有下水者,系药中病,是佳兆,应坚持多服之。

7.《医宗金鉴》(吴谦) 诸疾腹痛,谓妇人腹中诸种疾痛也,既曰诸疾痛,则寒、热、虚、实、气、食等邪,皆令腹痛,岂能以此一方概治诸疾痛耶? 当归芍药散主之,必是错简。

附2 类方鉴别(见表6)

表6 当归芍药散类方鉴别

方名	原文	病机	症状	组成	治则
当归芍药散	妇人怀妊,腹中疙痛,当归芍药散主之	肝脾失调、气郁血滞湿阻	妇人妊娠或经期,肝脾两虚,腹中拘急,绵绵作痛,头晕心悸,或下肢浮肿,小便不利,舌质淡、苔白腻者	当归、芍药、茯苓、白术、泽泻、川芎	健脾祛湿,养血调肝
逍遥散	妇人血虚,五心烦热,肢体疼痛,头目昏重,心忡颊赤,口燥咽干,发热盗汗,食少嗜卧,及血热相搏,月水不调,脐腹作痛,寒热如疟,及治室女血弱,荣卫不调,痰嗽潮热,肌体羸瘦,渐成骨蒸	肝郁血虚脾弱	肝郁血虚,而致两胁作痛,寒热往来,头痛目眩,口燥咽干,神疲食少,月经不调,乳房作胀,脉弦而虚者	甘草、当归、茯苓、白芍、白术、柴胡	疏肝解郁,养血健脾
胶艾汤	妇人有漏下者,有半产后,因续下血都不绝者,有妊娠下血者。假令妊娠腹中痛,为胞阻,胶艾汤主之	妇人冲任虚损	主治妇女冲任虚损,崩中漏下,月经过多,淋漓不止,或妊娠下血,胎动不安,或产后下血不绝,舌质淡,苔白,脉沉细或细弱	川芎、当归、芍药、阿胶、干地黄、艾叶、甘草	补血止血,调经安胎
真武汤	太阳病,发汗,汗出不解,其人仍发热,心下悸,头眩,身𧄍动,振振欲擗地者,真武汤主之	阳虚水泛	畏寒肢厥,小便不利,心下悸动不宁,头目眩晕,身体筋肉𥆧动,站立不稳,四肢沉重疼痛,浮肿,腰以下为甚;或腹痛,泄泻;或咳喘呕逆。舌质淡胖,边有齿痕,舌苔白滑,脉沉细	茯苓、芍药、生姜、附子、白术	温阳利水

续表

方名	原文	病机	症状	组成	治则
桂枝茯苓丸	妇人宿有癥病,经断未及三月,而得漏下不止,胎动在脐上者,为癥痼害。妊娠六月动者,前三月经水利时,胎也。下血者,后断三月衃也。所以血不止者,其癥不去故也。当下其癥,桂枝茯苓丸主之	瘀阻胞宫	妇人素有癥块,或血瘀经闭,行经腹痛,产后恶露不尽	桂枝、茯苓、牡丹皮、赤芍、桃仁	活血化瘀,缓消癥块

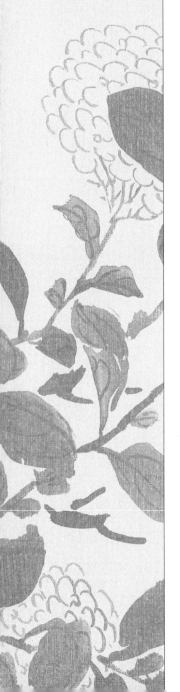

第七章　当归四逆汤

一、经典原文

手足厥寒,脉细欲绝者,当归四逆汤主之。(《伤寒论》第 351 条)

二、功效主治

【功效】温经散寒,养血通脉。

【主治】治血虚寒厥证。手足厥寒,或腰、股、腿、足、肩臂疼痛,舌淡苔白,脉沉细或细而欲绝。

三、研方心得

(一) 当归四逆倍大枣,寓以建中甘饴法

当归四逆汤方乃由桂枝汤演变而来,但方中大枣用量却是桂枝汤中用量的 2 倍,陈亮斯解释说:"大枣之用,多于桂枝一倍有奇,以大枣能助经脉和阴阳调营卫也。且邪并肝经,木盛则侮土,甘草、大枣之用,倘兼有厚脾土而御侮之意耶?"《医宗金鉴》:"倍加大枣,即建中加饴用甘之法。"笔者认为,本方重用大枣主要有以下几个方面的作用:①合当归,可以增强当归的补血养阴之力;②合甘草之用,既可以调和营卫,又可以健脾资化源;③既助桂辛通阳气,又防其燥烈太过,耗伤阴血。

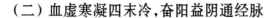

（二）血虚寒凝四末冷，奋阳益阴通经脉

当归四逆汤"手足厥寒，脉微细者"是厥阴病脉证见症，但方不见四逆辈之"干姜、附子"之品，而以桂枝汤化裁，加当归、通草、细辛而成，四逆之辈乃元阳衰微，振奋元阳，而本方证机不外乎"虚"和"寒"二字，我们普遍认为，这里的虚指的是血虚，血分虚寒不能温养末端血供，《伤寒论浅注补正》中讲到"此因脉细，知其寒在血分，不在气分，故不用姜附，而但用桂辛以温血也。"（这类虚寒也会伴有周身血虚的表现，而由此别于四逆散之阳郁厥逆。）也有学者认为，此乃阴阳两虚，"阴血内虚，则不能荣于脉；阳气外虚，则不能温于四末，故手足厥寒、脉细欲绝也"。营卫不和，阳气不够振奋，阴血不足，无以滋养，故当有寒邪侵袭时，更易患病，有小样本研究显示，秋冬季节往往是使用该方的时季，且气血虚弱的女性更适合使用本方。

（三）谓四逆时轻时重，辨范围应用之别

该方主治的"四逆"与四逆散、四逆汤有本质的区别。"四逆"由轻到重分别是四逆散、当归四逆汤、四逆汤。四逆散的"四逆"最轻，其冷大多不过膝，有的仅表现在四肢末端，多在情绪激动或精神紧张时加重；当归四逆汤主治"四逆"的部位较广，除四肢外，颈、肩、腰腿等部位均可见到，甚至表现为头痛、腹痛、痛经者，冷痛多为必见症，并多伴有遇寒发作或遇冷加重等；四逆汤主治的"四逆"最重，已经不仅仅是"四逆"，多伴有体倦畏寒、便溏、脉微欲绝等，甚至全身温度降低，生命受到威胁，病情危重。而且三方主治证的病机也不同。四逆散系肝气不舒，阳气内郁而不能外达，四肢失温所致，实际上就是体内阳气分布不均；当归四逆汤系血虚寒凝，经脉不畅所致，其寒是实寒，系外邪所致；四逆汤系阳气衰微，阴寒内盛，机体失温所致，其寒系体内阳虚所致，是虚寒。对于三方"四逆"的认识，古人早有论述，如清代周扬俊所言："四逆汤全在回阳起见，四逆散全在和解表里起见，当归四逆汤全在养血通脉起见。"

（四）适应人群

体形偏瘦比偏胖为多，面色少华，皮肤面色晦黯或㿠白或萎黄，口唇紫黯或色淡，爪甲无华，苍白或青紫。精神疲倦，萎靡不振，记忆力下降，倦怠乏力，睡眠不佳。容易感冒，怕冷恶风，易汗出，肢体冷，少腹或前阴冷感，大便溏。舌质淡白或淡黯或淡红，舌苔薄白或苔少，脉细、脉沉、脉弱、脉弦、脉涩。

四、临床应用

（一）个人验案

刘某,女,于 2019 年 10 月 20 日因失眠多梦、入睡困难、睡后易醒来我院门诊部就诊。初诊:失眠夜寐差,入睡困难,睡后易醒,多梦,胃脘胀满疼痛,喜温喜按,四肢欠温,大便干燥,2 日一行,舌质淡红,苔白腻,脉弦细而缓。

中医诊断:不寐,证属阳虚寒凝血脉。治以温中补阳,养血安神。

处方:当归 25g、白芍 30g、酸枣仁 30g、细辛 5g、炙甘草 10g、通草 10g、吴茱萸 10g、生姜 9g、人参 10g、煅牡蛎 30g、煅龙骨 30g、合欢皮 15g、郁李仁 30g、牛膝 10g、肉苁蓉 10g、杏仁 15g、桂枝 15g。5 剂,水煎服。

二诊:服上方后症状均有减轻,处方不变,服药 2~3 个月后,每天晚 10 点睡 6 点醒,失眠及余症无。

按语:笔者认为证属阳虚寒凝血脉。失眠乃阴阳失衡,阳不能入阴,该患者以阴阳失调,阳气虚衰征象为主,伴有肝脾不和。治疗以温中补阳、养血安神为主,辅以疏肝利胆通便,投以当归四逆汤加减。当归、白芍养血敛阴和营,肉苁蓉补肾阳;重用酸枣仁养血安神;细辛、通草、桂枝温经散寒、通利血脉,吴茱萸配伍生姜内散寒邪;煅龙骨可治夜卧自惊,煅牡蛎善治心神不安;人参甘温,泻火补中益气;合欢皮活血解郁安神;牛膝补肝肾活血,肉苁蓉、郁李仁润肠通便。多药共用,起到补益脾阳安神兼以疏肝健脾养血通便之功效。

（二）名家医案

1. 刘东汉医案[①]　患者,女,30 岁,2012 年 11 月 27 日初诊。主诉:双手指厥冷 2 天,加重 1 月。现病史:双手指反复发作性厥冷,指尖青紫疼痛伴关节僵硬不适,遇冷则疼痛加重,秋冬季明显。曾于外院诊断为雷诺综合征,予以西药对症治疗,冷痛有所缓解,但仍有反复。近来由于天气转冷,以上症状又复加重。就诊时其两手指末端青紫,皮温低。脉细弱,舌淡苔白。查类风湿因子、抗链球菌溶血素"O"均阴性。西医诊断:雷诺综合征。中医诊断:痹症,证属寒凝血脉。治以温经散寒。处方:当归 15g,桂枝 10g,细辛 6g,炙甘草

① 孙杰,刘喜平 . 刘东汉教授运用当归四逆汤经验举隅[J]. 中医研究,2016,29(1):30-32.

6g,木通 6g,白芍 12g,生姜 3 片,大枣 5 枚。10 剂,1 日 1 剂,水煎分 2 次温服。复诊时指尖青紫明显好转,冷痛消失。继服原方半月,未见青紫,指尖冷水试验疼痛明显减轻,再服原方巩固治疗 1 月,随访未复发。

按语:中医经络学说认为手足十指(趾)之端,是三阴三阳经交接之处。此例病症指端青紫,证属阳虚血弱,不能抵御外寒侵袭;阳气不能敷布于四肢之端,故手指冷痛麻木;血脉瘀滞于经络之中,故肤色青紫。投以当归四逆汤以资助阳气,从而抵御外寒,养血脉以散寒邪,调营卫以通阳气而收效。

2. 刘立华医案[①]　患者,女,71 岁。2013 年 3 月 7 日初诊。主诉:反复右膝部疼痛 5 年余,疼痛加重伴咽部不适 1 天。患者患右膝关节骨性关节炎 5 年余,尤以上下楼梯时疼痛加重,不能久站久行,劳累及感寒时症状加重。因昨日偶感风寒症状加重,伴咽部不适,时有咳痰,双膝酸软乏力、头晕。查右膝关节微肿胀,关节四周均有不同程度压痛。血沉 15mm/h,类风湿因子阴性,抗"O"试验阴性,苔薄白,脉细数。西医诊断为"右膝关节骨性关节炎";中医诊断为"痹证",证属血虚生寒、寒凝经络。治以养血治痹汤加味:当归 10g,白芍 10g,桂枝 10g,细辛 6g,郁金 15g,威灵仙 20g,僵蚕 10g,浙贝母 10g,姜半夏 5g,杏仁 10g,黄芪 30g,络石藤 15g,杜仲 15g。3 剂,每日 1 剂,水煎服。嘱患者注意关节保暖。3 月 11 日二诊,右膝关节疼痛有所减轻,双膝酸软乏力、头晕等症状大有好转,咽部不适、咳痰基本消失。上方去半夏、浙贝母、杏仁,加伸筋草通络舒筋止痛。5 剂,每日 1 剂,水煎服。3 月 18 日三诊,上述症状消失。效不更方,续服 3 剂以巩固疗效。

按语:患者年老素体虚弱,血虚生寒,寒凝经络,痹阻不通,故而膝部疼痛反复发作,加之偶染风寒,致咽部不适,时有咳痰。治疗当以养血温经散寒、调营卫通络止痛为法。方中当归、白芍养血和营;桂枝温经通脉;细辛外散风寒,内祛阴寒而止痛;威灵仙祛风除湿,通络止痛;郁金行气和血,散郁止痛;僵蚕味腥行散,祛风化痰,通络止痛;黄芪益气健脾;络石藤、杜仲补肾强筋骨,通络止痛。佐以浙贝母、姜半夏、杏仁止咳化痰。患者二诊时头晕症状大有好转,咽部不适、咳痰基本消失,故去半夏、浙贝母、杏仁,加伸筋草通络舒筋止痛。

3. 刘铁军医案[②]　王某,女,42 岁,职员,2017 年 4 月 24 日初诊,慢性非萎缩性胃炎病史 8 年,因"间断性腹部胀满 1 年,加重 5 日"于我院就诊。患

① 张柯,何键,余琴,等.刘立华教授自拟养血治痹汤治疗痹证的经验[J].广西中医药,2015,38(4):37-38.
② 沈东,邓厚波,刘铁军.刘铁军辨治慢性萎缩性胃炎[J].长春中医药大学学报,2019,35(1):33-35.

者自述 1 年前无明显诱因出现腹部胀满症状,未引起重视,1 年内反复发作,其间自服奥美拉唑肠溶胶囊(具体用量不详)可缓解,5 日前,无明显诱因上诉症状加重,刻下症:间断性腹部胀满伴疼痛,腹部及胃脘部怕凉,打嗝,因情绪波动而甚,晨起胃脘部不适,平素畏寒,头晕,身重乏力,手脚凉,膝盖疼痛,怕凉,纳呆,眠可,小便略黄,尿频尿急,大便不成形,每日 2 次,质黏,肛门瘙痒灼热,偶有肛门下坠胀满感,带下色白,如清涕状,舌淡苔白,脉滑。查肠镜示:慢性结肠炎;胃镜示:慢性萎缩性胃炎,病理提示:慢性萎缩性胃炎,轻度异型增生,轻度肠上皮化生。中医诊断:痞满(脾胃虚寒证);西医诊断:慢性萎缩性胃炎,慢性结肠炎。方用当归四逆汤合完带汤加味。处方:桂枝 15g,细辛 6g,通草 15g,炙甘草 15g,白芍 20g,大枣 15g,麻黄 5g,白术 20g,苍术 20g,陈皮 20g,党参 10g,车前子 20g,柴胡 15g,山药 30g,荆芥炭 20g,大黄 3g。上药 7 剂水煎服。2017 年 5 月 10 日 2 诊,患者诸症较前皆缓解,舌脉同前,予上方 7 剂继服。2017 年 5 月 24 日 3 诊,患者腹胀减轻,偶腹部怕凉,矢气多,偶有腹痛,大便成形,每日 2~3 次,质黏,白带基本消失,余症同前,舌淡苔白,脉滑,予上方加黄连 5g、苦参 10g、秦皮 10g,再投 10 剂。2017 年 6 月 11 日 4 诊,患者偶有腹胀,矢气仍在,手足稍凉,肛门瘙痒灼热消失,仍有乏力、肛门下坠胀满感,大便成形,每日 1 次,减黄连、苦参、秦皮,加黄芪 50g、升麻 9g,继投 10 剂。2017 年 6 月 30 日 5 诊,腹胀基本消失,手足温暖,肛门下坠感、乏力轻微,舌脉同前,继服上方 15 剂。2017 年 7 月 25 日 6 诊,诸症消失,嘱患者两周后复查胃镜。2017 年 8 月 4 日复诊,未见任何不适症状,胃镜示:慢性非萎缩性胃炎。

按语:该患为中年女性,既往有胃炎病史,胃体素虚,继而自服奥美拉唑肠溶胶囊 1 年已成药毒,药毒抑制胃酸分泌,使得胃黏膜受损,久病生湿浊之邪,兼之寒凝血络,导致慢性萎缩性胃炎的形成,治疗过程中,以当归四逆汤温中补虚,散寒通络,以完带汤燥湿止带,调和肝脾,体现温阳通络、肝胃同治的原则,佐以大黄使邪有出处,对于逆转慢性萎缩性胃炎胃黏膜病理变化,效果明显。

(三)临床应用

1. 痛经[①]　兰某,女,16 岁,2017 年 1 月 23 日初诊。主诉:经行腹痛半年余。患者为中学生,平素偏食,自月经来潮后一直不正常,每次月经来潮,均需服用

---

① 张小莉,杨军.经方治疗月经病验案两则[J].中国民族民间医药,2018,27(12):68-69.

活血药,平素四肢不温,时时怕冷,近来因升学备考,渐渐出现视力下降、头痛、四肢不温等自觉症状,时月经来临,腹痛不已,到本地医院注射阿托品和高乌甲素后稍减,但腹痛依然,门诊反复治疗,效果不佳。特来就诊,刻诊见:腹痛,腰部不能直立,面色苍白,神疲乏力,四肢倦怠,自述经血不畅,量少色淡,舌淡苔白润,脉弦紧。诊断为:痛经,证属血寒气滞。治以温经散寒,方用当归四逆汤加减。处方:当归 15g,桂枝 12g,白芍 10g,通草 6g,细辛 6g,吴茱萸 10g,香附 10g,生姜 12g,大枣 5 枚,炙甘草 12g。4 剂,水煎服,一日 2 次,服 2 剂后腹痛减,四肢不温减轻,月经量增多。服完 4 剂后,症状全消,月经正常。为巩固疗效,嘱咐以后每次月经来临腹痛前服用上方 5 剂,月经畅通则止,坚持服用 3~6 个周期,病情痊愈。

2. 痢疾①　汤某,男,78 岁,2012 年 12 月 28 日初诊。病史:痢下赤白伴腹痛十余日,在无锡人民医院给以输液治疗,效果不显,遂来求治于中医。刻诊:仍然腹痛隐隐,痢下以红白相兼,恶寒,自汗,舌淡苔白,脉弦细。辨证:厥阴虚寒,气血凝滞,腐败成脓。方药:当归四逆汤加味。处方:当归 10g,桂枝 10g,黄芩 10g,白芍 10g,细辛 10g,枳壳 10g,薤白 15g,槟榔 10g,地锦草 15g,赤石脂 30g,阿胶 10g,生姜 10 片,红枣 10 枚。7 剂。日 1 剂,水煎服。二诊:药后症状已除,继以六君子汤善后。

3. 痤疮②　李某,女,21 岁,2016 年 10 月 11 日就诊。5 年前开始出现颜面部红色丘疹,前胸及后背部散在少量,面部较油腻,皮损处按压疼痛,伴瘙痒,症状反复发作,秋冬季节加重,平素大便不成形,2~3 次 /d,伴手脚冰凉,畏寒,月经后期 5 天左右,曾服用中药治疗,症状无明显缓解,现症见:面部及胸背部密集型红色丘疹,伴脓头,口唇色淡,舌质淡白,舌下血管青紫,脉沉细。辨证为寒凝血瘀,方用当归四逆汤以散寒温阳化瘀,加用活血和散结软坚的药物,具体方药如下:当归、桂枝、连翘、桔梗、浙贝母、皂角刺各 10g,白芍 15g,细辛 3g,通草 6g,炙甘草 6g,益母草 20g,干姜 6g,大枣 3 枚。服 14 剂后复诊,手脚发凉症状减轻,无新发皮疹,但面部仍油腻,原方基础上加蛇舌草 30g,泽泻 10g,继服 7 剂后痊愈。

---

① 徐樱,梁仁峥,赵晓君,等. 徐书活用当归四逆汤临床经验[J]. 四川中医,2018,36(1):169-171.
② 贺欢,闫小宁. 当归四逆汤治疗痤疮临床体会[J]. 实用妇科内分泌杂志(电子版),2017,4(30):55.

（四）临床研究

1. 偏头痛[①]　在本院接受偏头痛治疗的患者中随机挑选 68 例,对其中的 34 例患者进行盐酸氟桂利嗪胶囊治疗,记为对照组,对其余 34 例患者进行当归四逆汤治疗,记为观察组,对患者在治疗过程中产生的效果和不良反应率进行对比。结果显示:观察组治疗的总有效率为 94.11%,明显高于对照组73.53%,不良反应率比对照组低($P<0.05$),差异具备统计学意义。

2. 子宫内膜异位症[②]　随机将 2017 年 1 月至 2017 年 12 月本院收治的136 例寒凝血瘀型子宫内膜异位症患者分为观察组 68 例和对照组 68 例,对照组患者予以孕三烯酮胶囊口服治疗,观察组患者在对照组患者治疗基础上加以当归四逆汤治疗,对比分析两组患者的临床疗效。结果:观察组总有效率为91.18%(62/68),其中无效 6 例,有效 18 例,显效 26 例,痊愈 18 例;对照组总有效率为 76.47%(52/68),其中无效 16 例,有效 20 例,显效 20 例,痊愈 12 例;两组比较,$P<0.05$,差异具有统计学意义。

3. 肩关节周围炎[③]　选取 2014 年 1 月—2017 年 1 月收治的 680 例肩关节周围炎患者,分为两组,给予对照组患者双氯芬酸二乙胺乳胶剂治疗,给予观察组患者当归四逆汤治疗,用药后,观察临床疗效,观察组临床治疗总有效率为 98.53%,高于对照组的 76.47%,差异有统计学意义($P<0.05$)。观察组治疗前的 VAS 评分为(7.58±1.25)分,对照组为(7.65±1.22)分,差异无统计学意义($P>0.05$)。观察组治疗后 VAS 评分为(1.02±0.22)分,低于对于对照组(5.28±1.68)分,差异有统计学意义($P<0.05$)。

4. 糖尿病周围神经病[④]　李旭运用加味当归四逆汤口服联合维生素 B_1、维生素 B_6 肌内注射治疗糖尿病周围神经病变,结果显示:联合治疗组在治疗效果、神经电生理变化、血液流变学指标等方面均优于单纯西药治疗组。

① 红梅.当归四逆汤治疗偏头痛疗效观察[J].中国农村卫生,2018(14):51.
② 杨盈.当归四逆汤治疗寒凝血瘀型子宫内膜异位症的疗效观察[J].中国医药指南,2018,16(25):179-180.
③ 李宗清.当归四逆汤治疗肩关节周围炎 680 例临床观察[J].双足与保健,2017,26(20):172-173.
④ 李长辉.当归四逆汤联合前列地尔注射液治疗糖尿病下肢动脉硬化闭塞症 30 例[J].湖南中医杂志,2014,30(6):62-63.

附1　名家论述

1.《金镜内台方议》(许宏)　阴血内虚则不能荣于脉,阳气外虚则不能温于四末,故手足厥寒,脉细欲绝也。故用当归为君,以补血,以芍药为臣,辅之而养营气;以桂枝、细辛之苦,以散寒湿气为佐;以大枣、甘草之甘为使,而益其中,补其不足;以通草之淡而通行其脉道与厥也。

2.《绛雪园古方选注》(王子接)　当归四逆不用姜、附者,阴血虚微,恐重劫其阴也,且四逆虽寒,而不至于冷,亦惟有调和厥阴,温经复营而已,故用酸甘以缓中,辛甘以温表,寓治肝四法,桂枝之辛以温肝阳,细辛之辛以通肝阴,当归之辛以补肝,甘、枣之甘以缓肝,白芍之酸以泻肝,复以通草利阴阳之气,开厥阴之络。

3.《医宗金鉴》(吴谦)　此方取桂枝汤君以当归者,厥阴主肝为血室也;佐细辛味极辛,能达三阴,外温经而内温脏;通草性极通,能利关节,内通窍而外通营;倍加大枣,即建中加饴用甘之法;减去生姜,恐辛过甚而迅散也。

附2　类方鉴别(见表7)

表7　当归四逆汤类方鉴别

方名	原文	病机	症状	组成	治则
当归四逆汤	手足厥寒,脉细欲绝者,当归四逆汤主之	血虚寒凝致厥	手足厥寒,或腰、股、腿、足、肩臂疼痛,口不渴,舌淡苔白,脉沉细或细而欲绝	当归、桂枝、芍药、细辛、通草、甘草、大枣	温经散寒,养血通脉
通脉四逆汤	少阴病,下利清谷,里寒外热,手足厥逆,脉微欲绝,身反不恶寒,其人面色赤,或腹痛,或干呕,或咽痛,或利止脉不出者,通脉四逆汤主之	阴寒内盛,格阳于外	下利清谷,里寒外热,手足厥逆,脉微欲绝,身反不恶寒,其人面色赤,或腹痛,或干呕,或咽痛,或利止,脉不出者	附子、干姜、炙甘草	破阴回阳,通达内外

续表

方名	原文	病机	症状	组成	治则
当归四逆加吴茱萸生姜汤	手足厥寒,脉细欲绝者,当归四逆汤主之。若其人内有久寒者,宜当归四逆加吴茱萸生姜汤	素体血虚,内有久寒,外受寒邪	手足厥逆,舌淡苔白,脉细欲绝,或兼见头顶痛,干呕、吐涎者	当归、芍药、甘草、通草、桂枝、细辛、生姜、吴茱萸、大枣	温经散寒,养血通脉,和中止呕
黄芪桂枝五物汤	血痹,阴阳俱微,寸口关上微,尺中小紧;外证身体不仁,如风痹状,黄芪桂枝五物汤主之	营卫不足,外受风邪所致血痹	肌肤麻木不仁,脉微涩而紧者	黄芪、桂枝、芍药、生姜、大枣	益气温经,和血通痹

第八章　葛根芩连汤

一、经典原文

太阳病,桂枝证,医反下之,利遂不止,脉促者,表未解也。喘而汗出者,葛根黄芩黄连汤主之。(《伤寒论》第34条)

二、功效主治

【功效】解表清里。

【主治】表证未解,邪热入里,协热下利证。

三、研方心得

(一) 肺胃二经阴阳联动,临证审查整体观念

本方是由太阳病误治,邪热内陷阳明而出现的"喘、汗出"和"热、下利"两组典型症状表现。原方中葛根先入,一方面解肌清热,另一方面升清止泻。因其肠胃协热,阳邪亢盛,则阴气自弱,因此后下黄连、黄芩,两味清热燥湿,其力能抑阳而扶阴,阴气得扶则利自止,喘自息。三药相配可知其方清解里热之功更重。这三味药均可入阳明、太阳二经,上行头、面、胸腹,主肌表、五官诸窍,在不同部位可出现不同的临床表现,但其根本在于审辨葛根证及黄连、黄芩证,如黄煌教授所言凡以项背强痛不舒,下利便溏伴心中烦、心下痞为主证,并见舌质坚老,苔黄腻者,不论何病,皆可考虑用本方化裁。

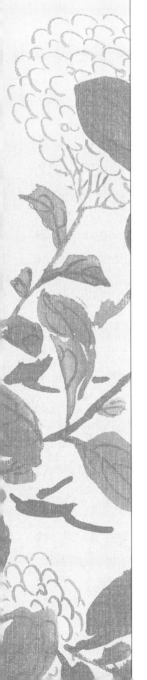

（二）脾胃升降表里双解，解肌清里双向相宜

仲景论述本条时，是太阳病的一个类似证，而不是太阳证，虽然会出现只有太阳中风才会表现出来的症状即汗出，发热，轻度恶寒，但是此类患者还会出现下痢且不爽的症状，这就说明患者存在湿热阻滞的情况，故医用下法，但发现用后患者的"利遂不止"更为严重，因此本证属表邪未完全解除而入里，但入里时间尚短，故用葛根清散表邪，升脾阳，黄连味苦主降，清胃肠湿热，二者一升一降，一脾一胃，解表救里，因势利导，表里同治，表里双解。但请切记，本方为解热剂，非解表剂，葛根在麻、桂配合下，可以解肌发汗，而本方配芩、连，可见其主要作用是解热。

（三）脏腑相传表里同病，病位涉及手足太阴

据原文，桂枝汤主证为卫强营弱，医用下法后，则出现太阴肺脾两伤，太阴肺气内伤，气不升作喘，脉促乃太阳热入里，里热上蒸于肺作喘，里热外蒸于肌表，则汗出。因本方为太阳证医用下法后，下利不止，脉促，表未解。故患者利不止会湿滞足太阴脾经，《内经》所言"湿盛则濡泻"，本方所述的协热下利，是肛门灼热，来势急迫，排出物臭秽，是为"热泻"，因其性状不属于痢下赤色，或如鱼脑，稠黏而秽，所以非属"热痢"。

（四）适应人群

壮实，中年，喜喝酒吃肉，肌肉发达，满脸油腻，容易出现大便不成形或腹泻，吃得多，饮食上不忌口，全身无力，困重，特别是头项腰背强痛不舒。尤其是应酬多、工作压力大的。体检常发现血糖高或血压高。

四、临床应用

（一）个人验案

患者，孙某，男，2021年2月5日就诊，该患一周前饮食不洁，突发泄泻腹痛，未系统服药，近日加重，为求系统治疗遂来我院门诊。现症见：腹痛泄泻，日3~4次，里急后重，肛门灼热，大便黏腻，平素易怒，畏寒，手脚冰凉，口干口渴，眼干，疲乏无力，寐差，纳差。舌红苔黄腻，脉滑。

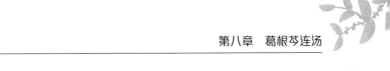

中医诊断:泄泻(肝脾不和)。

处方:葛根 30g、黄芩片 6g、黄连 6g、甘草 10g、百合 30g、白芍 10g、大枣 10g、当归 10g、干姜 6g、黄芪 20g、炒僵蚕 5g、炮姜 10g、升麻 6g、生地黄 20g、熟地黄 10g、首乌藤 10g、醋香附 10g、夏枯草 10g、麸炒枳壳 10g、干石斛 10g、柴胡 10g、合欢花 20g。7 剂,水煎服。

按语:本案属热泻,方选葛根芩连汤加减。凡里热引起的泄泻、痢疾等皆可以此方治疗。葛根为"治泻主药",其可生津,又可升脾胃之清阳而止利,黄芩、黄连苦寒可清胃肠之热,燥胃肠之湿以达止利之功。该患一派"肝郁脾虚"之候。泄泻一周余,恐伤脾胃之阳,遂配升麻、黄芪以益气助阳治本,为治泄泻的重要原则;脾主四肢,阳虚则见畏寒、手足冷,干、炮姜入脾胃经,并用以温中散寒;现腹痛难忍,平素易怒,肝气定不疏,故加白芍配甘草以抑肝扶脾,敛肝柔肝,缓腹痛,加当归、熟地黄以助芍药养肝血柔肝、缓急止痛,以柴胡疏肝解郁,香附、枳壳理气疏肝而止痛,共增行气活血止痛之效;口干渴、眼干,伤津明显,配百合、生熟地、石斛滋阴清热生津,夏枯草清肝火、明目,以达抑阳而扶阴之效;寐差,配合欢花、首乌藤解郁、养血以宁心安神。

(二)名家医案

1. 陈瑞春医案[①] 某患,因饮食不洁,当晚腹痛泄泻 10 余次,经服用诺氟沙星、小檗碱,暴泻已止,但仍感腹中痛,肛门坠,每日 3~4 次,下异臭黏液便,量少为蛋花状,伴有低烧,口苦舌干,不欲食,厌油恶心,口渴微饮,小便短赤灼热,脉浮弦数,舌红苔黄腻。处方:葛根 20g,黄连 6g,黄芩 10g,青木香 10g,枳壳 10g,生甘草 5g。1 剂泻止,腹胀消,口苦舌干除,2 剂痊愈。

按语:陈瑞春教授应用本方有成熟的经验。他在《伤寒实践论》中说:"从方中所用药物看,缺少理气药,应在原方中加入理气药如木香、枳壳之类,是在所必须,使之热去胀消,更为全面周到,临床上能取得药到病除的佳绩。"

2. 张灿玾医案[②] 宁某,男,中年。因饮食不当,突发泄泻,肛门灼热,口渴,身热,小便黄赤,舌红苔黄,脉沉数。此食有不洁之物,乱于肠胃,顿失所司,水谷齐下,秽恶并出,急当以苦寒直折,以清解阳明之热。处方如下黄连 6g,黄芩 6g,葛根 6g,白芍药 9g,广木香 3g,生甘草 3g。水煎,温服。2 剂病愈。

按语:本案系热泻也,方用葛根黄芩黄连汤加味。方中以芩、连为君,苦寒

① 陈瑞春.陈瑞春伤寒实践论[M].北京:中国中医药出版社,2020.
② 张灿玾.张灿玾医论医案纂要[M].北京:科学出版社,2009.

直折,以灭其火焰,葛根可解肌热,升津液,今加白芍配甘草,解痉急,缓腹痛,另外加木香利气而不伤气,以防秽恶之滞留不除。患者仅服两剂即愈,正可谓一剂知,两剂已。盖仲景留诸经典药方,选用得当,收效甚速。

(三)临床应用

1. 阳明经头痛[①]　患者,男,41 岁。主诉发热 1 周,理化检查均见正常,予抗感染治疗,患者热退。停药 3 日后,患者发热旋起,体温最高达 40.5℃,头痛如劈,以前额痛,痛连双目,鼻干而热,后项拘急不适,伴胸闷而气短,恶心,呕吐,纳差,大便溏薄,双小腿肌肉酸胀,舌质红,苔黄而厚腻,脉濡。予查脑脊液示潘氏试验阳性,西医诊断为病毒性脑炎。中医辨证为湿热内蕴、风火上攻之头痛证。拟清热祛湿、疏风柔筋为法,方用葛根芩连汤加味。葛根、黄芩、黄连、神曲、藿香、厚朴、六一散、青蒿。2 剂,水煎服。服方 1 剂后,患者次日即热退,头痛骤减,但感有头晕不能站立,后项拘急不适感无缓解,继服第 2 剂,患者唯觉后项拘急不适外,余症若失。考虑阳明之上,燥气主之,患者后项不适为筋失柔润所致,故在上方中去青蒿,加白芍,继服 3 剂,症状消除,黄腻舌苔消除大半,脉转微弦。继用三仁汤调理 1 周后出院。

2. 慢性荨麻疹[②]　应某,女性,60 岁,2016 年 10 月 21 日初诊。主诉:全身多处皮肤起风团伴痒 4 月余。患者自诉 4 月前无明显诱因全身多处皮肤出现淡红色风团,伴有瘙痒。刻症:神清,精神疲倦,躯干、四肢、颈项部皮肤出现淡红色风团,以上半身为甚,伴有瘙痒。无发热恶寒,小便可,大便偏稀。舌质红,苔薄白,脉滑弱。患者既往有结肠癌病史,经多次化疗。西医诊断:慢性荨麻疹。中医诊断:瘾疹病。辨证:脾虚有湿,寒热错杂。治法:清热除湿,疏风止痒,温阳健脾。方药:葛根芩连汤合乌梅丸。药用:防风 10g,荆芥 10g,粉葛根 15g,黄芩 10g,黄连 5g,白芍 10g,甘草 10g,乌梅 10g,干姜 5g,细辛 3g,桂枝 10g,关黄柏 10g,当归 10g,党参 15g,花椒 10g。共 10 剂,日 1 剂,早晚分服。10 日后复诊,患者自诉风团已明显减少,大便偏干。舌质黯红,苔薄白,脉滑弱。自诉消化不好。中药守原方去干姜,增神曲 6g,继服 5 剂。2016 年 11 月 7 日,三诊诸症皆明显好转,嘱患者禁用或禁食某些对机体致敏的药物或食物,避免接触致敏物品,注意气温变化。

[①] 曾艺鹏,李剑锋.葛根芩连汤临床应用再认识[J].中医研究,2005(4):60-62.
[②] 喻春兰,龚丽萍,黄港.葛根芩连汤合乌梅丸治疗慢性荨麻疹验案 1 则[J].中国民族民间医药,2017,26(7):92.

3. 药物性泄泻[①]　丁某,女,68 岁。2017 年 4 月 16 日初诊。患者 2017 年 3 月 12 日,体检 X 线发现左上肺叶占位。活检报告:"左上肺肿块穿刺标本" 腺癌。口服吉非替尼片,治疗 1 周后出现大便次数增多,每日 6~10 次,水样便。口服蒙脱石散、洛哌丁胺、双歧三联活菌、酪酸梭菌活菌片等均无效。症见:大便稀溏,肛门灼热,体形消瘦,口干舌燥,口腔溃疡,乏力腿软,小便短少,舌红、苔黄、脉细数。证属阴虚内热,大肠传导失常,治拟滋阴增液,泻热止泻。方拟葛根芩连汤合玉女煎加减。处方:煨葛根、生石膏、仙鹤草各 30g,炒黄芩、焦山楂各 12g,黄连、甘草各 6g,知母、熟地黄、炒麦冬、怀牛膝、乌梅、石榴皮各 10g。7 剂。复诊(2017 年 4 月 23 日):大便减少至每天 1~2 次,口干减轻,口腔溃疡消失,舌偏红、苔薄,脉细。前方奏效,继以葛根芩连汤加北沙参、猫爪草各 10g,芦根、半枝莲、仙鹤草各 30g,木蝴蝶 6g,清热养阴,再进 14 剂。

4. 脱肛[②]　车某,男,52 岁,农民,1984 年 5 月 6 日初诊:主诉脱肛两月余,三月前因患"肝硬化腹水"住某院内科,经护肝、利尿、维持水电解质平衡等处理,腹水消退而出院。因便意频频,临厕努挣致使直肠下垂,近来逐渐加剧。曾以补脾益气,升阳举陷之补中益气汤治疗月余未见起色。诊见胸闷腹胀、烦热口苦,肢体困重、疲乏神倦、小便短赤,大便秘结,舌边尖红,苔中心黄腻、脉弦滑数。四诊合参,当属湿热之邪阻滞肠胃,气机升降失常所致,治以清热化湿,疏利气机。处方:葛根 30g、黄芩 10g、黄连 10g、甘草 5g、木香 5g、麻子仁 15g、杏仁 10g。五剂。一周后复诊,患者胸闷腹胀减轻,大便通畅,便后直肠能自行还纳。药既对症,效不更方,守上方调理半月诸症消失,脱肛痊愈,随访一年,未见复发。

(四)临床研究

1. 慢性牙周炎[③]　赵兵等人将 60 例慢性牙周炎患者分为观察组和对照组,每组 30 例。对照组采用常规西医基础治疗。观察组在对照组基础上加用葛根芩连汤。结果显示:两组治疗后 PD(探诊深度)、AL(牙周附着丧失)均显著降低;治疗后,观察组的疗效显著优于对照组,差异有统计学意义。

① 刘云霞.经方在肺癌中的应用举隅[J].浙江中医杂志,2018,53(10):770-771.
② 胡献国.黄芩黄连汤的临床应用[J].北京中医,1987,(2):36-37.
③ 赵兵,王丹,魏润生,等.葛根芩连汤治疗慢性牙周炎的临床疗效观察[J].湖南师范大学学报(医学版),2017,14(3):7-10.

2. **急性胃肠炎**[①]　卢毅等人将 220 例急性胃肠炎患者随机分为治疗组与对照组,各 110 例。对照组采用西医常规治疗,治疗组在对照组基础上加用经方葛根芩连汤治疗。结果:治疗组总有效率为 98.18%,高于对照组的 80.91%($P<0.05$)。结论:经方葛根芩连汤治疗急性胃肠炎临床疗效较单纯西医治疗更优,起效更快。

3. **2 型糖尿病**[②]　朱亚歌等人选取 120 例 2 型糖尿病患者采用随机对照方法分为对照组与实验组,各 60 例。对照组给予西医常规治疗,实验组给予葛根芩连汤治疗。结果显示:观察组治疗后空腹血糖、餐后 2 小时血糖、糖化血红蛋白均低于对照组($P<0.05$);观察组治疗后肿瘤坏死因子 -a、白细胞介素 -6 及 C 反应蛋白水平低于对照组($P<0.05$);两组不良反应发生率无统计学差异($P>0.05$)。

4. **小儿轮状病毒肠炎**[③]　王晓明等人采用随机对照等方法选取 156 例轮状病毒肠炎患儿,Ⅰ组(对照组)按常规儿内科标准用药,Ⅱ组(治疗组)施以葛根芩连汤温服,结果显示:Ⅱ组相对Ⅰ组在临床药效上有明显提升,总有效率为93.59%;并与Ⅰ组相比,Ⅱ组在发热、呕吐及腹泻等症状改善时间上均明显缩短。

附1　名家论述

1.**《伤寒来苏集》(柯琴)**　桂枝证,脉本缓,误下后而反促,阳气重可知。邪束于表,阳扰于内,故喘而汗出;利遂不止者,此暴注下迫,属于热,与脉微弱而协热利者不同。表热虽未解,而大热已入里,故非桂枝、芍药所能和,亦非厚朴、杏仁所能解矣。故君气轻质重之葛根,以解肌而止利,佐苦寒清肃之芩、连,以止汗而除喘,用甘草以和中。先煮葛根,后纳诸药,解肌之力优,而清中之气锐,又与补中逐邪法迥殊矣。

2.**《伤寒溯源集》(钱潢)**　葛根解阳明之表,芩、连清邪热之盛,而和之以甘草者,所以抚定中州也。

3.**《绛雪园古方选注》(王子接)**　是方即泻心汤之变,治表寒里热。其义重在芩、连肃清里热,虽以葛根为君,再为先煎,无非取其通阳明之津;佐以甘

---

① 卢毅,谢慧民,刘薇,等.经方治疗急性肠胃炎 220 例临床观察[J].中国中医急症,2017,26(5):878-879.
② 朱亚歌.葛根芩连汤治疗 2 型糖尿病 60 例临床观察[J].中国民族民间医药,2018,27(1):114-115.
③ 王晓明.探讨葛根芩连汤治疗小儿轮状病毒肠炎的临床效果[J].世界最新医学信息文摘,2018,18(56):176.

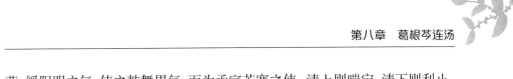

草,缓阳明之气,使之鼓舞胃气,而为承宣苦寒之使。清上则喘定,清下则利止,里热解,而邪亦不能留恋于表矣。

4.《伤寒论类方》(徐大椿)　因表未解,故用葛根;因喘而利,故用芩、连之苦以泄之坚。芩、连、甘草为治痢之主药。

5.《长沙方歌括》(陈修园)　方主葛根,从里以达于表,从下以腾于上。辅以芩、连之苦,苦以坚之,坚毛窍而止汗,坚肠胃以止泻。又辅以甘草之甘,妙得苦甘相合,与人参同味而同功,所以补中土而调脉道,真神方也。

6.《王旭高医书六种》(王泰林)　此条喘汗为轻,下利不止为重,故药亦先治其利。但下利乃寒虚实俱有之证,脉促急者,则为热邪无疑。表虽未解,则不当用桂枝之辛热,故用葛根之甘凉以解表。因喘汗而利,用芩、连之苦以坚阴。甘草不特和胃,且以和表里也。若脉微弱,则属桂枝人参汤证矣。

7.《汉方简义》(王邈达)　方以甘平之葛根,能散阳邪,兼能起阴气者,用至半斤,且先煮之,奉以为君。更以甘平之甘草,能缓中,以解风热之搏结;苦平之黄芩,能疗胃中热,且以清肺止喘;苦寒之黄连,取其形之生成相连属,而名之曰连者,以清其自胃及小肠与大肠三腑,亦生成相连属者之热。得胃调肠厚,以止其利,更清心以止汗。且三物平配,胥听令于既入胃又解肌、既散阳又起阴之葛根,不但误入阳明之腑邪二解,而太阳之经邪亦解。立方者圣乎而至于神矣!

8.《医方集解》(汪昂)　此足太阳阳明药也,表证尚在,医反误下,邪入阳明之腑,其汗外越,气上奔则喘,下陷则利,故舍桂枝而用葛根,专治阳明之表,加芩连以清里热,甘草以调胃气,不治利而利自止,不治喘而喘自止矣。又太阳表里两解之变法也。

附2　类方鉴别(见表8)

表8　葛根芩连汤类方鉴别

方名	原文	病机	症状	组成	治则
葛根芩连汤	太阳病,桂枝证,医反下之,利遂不止,脉促者,表未解也。喘而汗出者,葛根芩连汤主之	表而未解,邪热入里,协热下利	身热口渴,喘而汗出,下痢臭秽,舌红苔黄,脉数或促	葛根、甘草、黄芩、黄连	表里双解,解表清里

续表

方名	原文	病机	症状	组成	治则
芍药汤	下血调气。《经》曰:溲而便脓血,气行而血止,行血则便血自愈,调气则后重除	湿热壅滞,气血失调	腹痛,便脓血,赤白相兼,里急后重,肛门灼热,小便短赤,舌苔黄腻,脉弦数	芍药、当归、黄连、槟榔、木香、甘草、大黄、黄芩、肉桂	清热燥湿,调和气血
白头翁汤	热利下重者,白头翁汤主之	热毒深陷血分,下迫大肠	下痢脓血	白头翁、黄柏、黄连、秦皮	清热解毒,凉血止痢
驻车丸	治大冷洞痢肠滑,下赤白如鱼脑,日夜无节度,腹痛不可堪忍者	痢疾日久,湿热未尽,日久伤阴	久痢伤阴,赤痢腹痛,里急后重,休息痢	黄连、炮姜、当归、阿胶	滋阴止痢
葛根汤	太阳与阳明合病者,必自下利,葛根汤主之	风寒外束,经气不舒,卫闭营郁,热迫大肠	外感风寒表实,项背强,无汗恶风,或自下利,或血衄;痉病,气上冲胸,口噤不语,无汗,小便少,或卒倒僵仆	葛根、桂枝、生姜、甘草、芍药、大枣	发汗解表,升津舒筋
黄芩汤	太阳与少阳合病,自下利者,与黄芩汤	少阳胆热,太阴脾虚	热泻,热痢,身热口苦,腹痛下利,舌红苔黄,脉数	黄芩、甘草、芍药、大枣	清热止痢,和中止痛

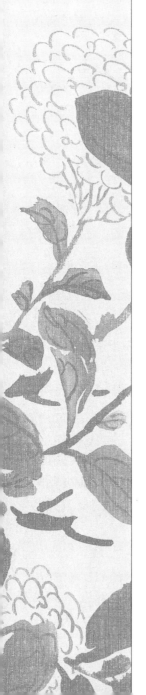

第九章 桂枝汤

一、经典原文

1. 太阳中风,阳浮而阴弱。阳浮者,热自发;阴弱者,汗自出。啬啬恶寒,淅淅恶风,翕翕发热,鼻鸣干呕者,桂枝汤主之。(《伤寒论》第12条)

2. 太阳病,头痛,发热,汗出,恶风者,桂枝汤主之。(《伤寒论》第13条)

3. 太阳病,下之后,其气上冲者,可与桂枝汤。方用前法。若不上冲者,不可与之。(《伤寒论》第15条)

4. 太阳病,外证未解,脉浮弱者,当以汗解,宜桂枝汤。(《伤寒论》第42条)

5. 太阳病,外证未解,不可下也,下之为逆,欲解外者,宜桂枝汤。(《伤寒论》第44条)

6. 太阳病,先发汗不解,而复下之,脉浮者不愈。浮为在外,而反下之,故令不愈。今脉浮,故在外,当须解外则愈,宜桂枝汤。(《伤寒论》第45条)

7. 病常自汗出者,此为荣气和。荣气和者,外不谐,以卫气不共荣气谐和故尔。以荣行脉中,卫行脉外,复发其汗,荣卫和则愈,宜桂枝汤。(《伤寒论》第53条)

8. 病人藏无他病,时发热,自汗出而不愈者,此卫气不和也。先其时发汗则愈,宜桂枝汤。(《伤寒论》第54条)

9. 伤寒发汗已解,半日许复烦,脉浮数者,可更发汗,宜桂枝汤。(《伤寒论》第57条)

10. 太阳病,发热汗出者,此为荣弱卫强,故使汗出,欲救邪风者,宜桂枝汤。(《伤寒论》第95条)

11. 阳明病,脉迟,汗出多,微恶寒者,表未解也,可发

汗,宜桂枝汤。(《伤寒论》第234条)

12. 太阴病,脉浮者,可发汗,宜桂枝汤。(《伤寒论》第276条)

13. 下利,腹胀满,身体疼痛者,先温其里,乃攻其表。温里宜四逆汤,攻表宜桂枝汤。(《伤寒论》第372条)

14. 产后风,续之数十日不解,头微痛,恶寒,时时有热,心下闷,干呕汗出,虽久,阳旦证续在耳,可与阳旦汤。即桂枝汤。(《金匮要略·妇人产后病脉证治》)

二、功效主治

【功效】解肌发表,调和营卫。

【主治】外感风寒表虚及营卫不和证。头痛发热,汗出恶风,或鼻鸣干呕,苔白不渴,脉浮缓或浮弱者。

三、研方心得

(一)调和营卫法遗方,百方之首桂枝汤

《素问·痹论》载:"荣者,水谷之精气也……卫者,水谷之悍气也……"卫气游行于人体周身,温分肉,肥腠理,司开合。营则为水谷精微中柔润之气,是人体的营养物质,是血中之津液。二者来源于水谷精微,二者协同作用则肌肤乃和。而《伤寒论》中将桂枝汤证的病机概括为"阳浮而阴弱,阳浮者热自发,阴弱者汗自出""太阳病,发热汗出者,此为荣弱卫强,故使汗出"。认为阴阳不和、营卫不和乃其证机关键,患者汗出作为主症,胡希恕认为"人所以汗出,皆生于谷,谷生于精",病当表证时,机体本能地通过发汗的方式祛邪外出,但精气的质和量不足时,我们需要一方面通过补足精气以和阴化营,一方面要顾护卫气以祛邪外出,因此就有了阴阳兼顾,调和营卫的桂枝汤,作为仲景群方之首,桂枝汤经过加减化裁应用到临床各科。

(二)桂枝汤证须汗出,发汗啜粥敛汗收

桂枝汤所治为太阳中风发热自汗之证。其主要症状为发热、汗出、恶风或恶寒,为太阳外感表虚证。其病机在于卫与营不和而自汗出,卫气作用为温分

肉、充皮肤、肥腠理、司开合。人体之所以能抵御外邪全靠卫气的功能,当卫气处于病态时,汗出就是不正常的出汗,曹颖甫称此等出汗为病汗,认为风中肌肉,直伤营分,而卫气不伤故卫强营弱,行水之卫气不伤,故毛孔自能作汗,行血之营气受困,故肌腠不能作汗,营卫不和。为此选用桂枝汤温通血脉,和营散风,即解肌发汗。其服药还须饮热粥、卧床温覆,其是加强热力,通过加强水谷之精,以生津液,待其遍身微微汗出即可,故桂枝汤通过微发其汗而收止汗之功,《医宗金鉴》谓桂枝汤有"发汗中寓敛汗之意"。

(三)不只单一解表方,表里皆可看方药

桂枝汤辨治中医证型最少,有两个方面,一是风寒表虚证,用张仲景的话就是太阳中风证。二是脾胃虚弱证,从张仲景的论述是妊娠恶阻证。桂枝汤不是单一的解表方,而是既可以治疗表证又可以治疗里证,也能同时治疗既有表又有里。比如说,一个人素体有慢性胃炎,这样的人感冒用了桂枝汤,其发挥两个方面的作用,一方面疏散风寒,解除表邪,另外一个方面就是调理脾胃,药物在发挥作用的时候,是因人而发挥治疗作用的。比如说,这个人就是脾胃虚弱而没有感冒,方中桂枝、生姜就不发挥解表发汗的作用,而是起到调中理中的作用,达到的目的就是调理脾胃,振奋脾胃之气。药物具有生化气血的作用,也就是说每一味药物的作用都不局限于一个方面,当我们用这一味药在方中有机结合配伍之后,就能根据病证表现而发挥良好的治疗作用。

(四)适用人群

体形偏瘦,皮肤腠理纹理细,肌表相对湿润,面色较白,即俗话所说"白面书生"相似。这类患者往往肌肉含量并不丰富,皮脂含量较为丰富,部分患者平素有心慌等表现。

四、临床应用

(一)个人验案

佟某,女,65岁,于2020年10月14日以"感冒伴鼻塞一周余"为主诉就诊。该患目前自诉气道干痒难受,鼻腔尤甚,呼吸欠畅,遇冷空气则上述症状加重,

自行服药(具体不详)后症状缓解不明显,手心热,大便成形(便质先硬后软),小便可,纳可,寐可,舌黯红,苔白,脉沉。病来无发热、恶心、呕吐。

中医诊断:鼻渊(营卫不和)。

处方:桂枝 12g、白芍 12g、生姜 3g、大枣 3g、甘草 5g、辛夷 10g、厚朴 6g、郁金 10g、淡豆豉 10g、枇杷叶 15g、麦冬 10g、玄参 10g、草豆蔻 10g、砂仁 10g、防风 10g、山茱萸 15g。7 剂,水煎服。

按语:《伤寒论》12 条:"太阳中风,阳浮而阴弱,阳浮者,热自发;阴弱者,汗自出。啬啬恶寒,淅淅恶风,翕翕发热,鼻鸣干呕者,桂枝汤主之。"桂枝汤具有解肌发表、调和营卫之功。营者,营养全身精微之阴气;卫者,机体防御、卫外的阳气,营卫调和则机体强健,不易患病。该患鼻塞因感冒所致,遇冷空气加重,考虑其人多是外感风寒之邪留恋于肺经,卫气经一场大战后尚未恢复,无力祛邪,此时营卫失和,肺气宣发无力,鼻为肺之外窍,易受邪,法当解表宣肺,调和营卫;五药相合,共奏解肌祛风、调和营卫、滋阴和阳之功效。张哲教授加淡豆豉、辛夷、防风以加强散风寒解表之力,祛客于肺经之邪,肺气宣降有序,则鼻窍通,呼吸畅;大便先硬后稀,该患脾虚,脾虚则水液运转无力生湿,湿浊上泛,困结于鼻窍,则鼻塞,投郁金、砂仁、厚朴、枇杷叶行气化湿并举;兼手心热,考虑患者肾阴已伤,加山茱萸可涩精固脱,防精伤太过;玄参、麦冬滋阴。

(二) 名家医案

1. 张横柳医案[①]　　任某,女,50 岁,2004 年 11 月 10 日初诊。失眠 2 月余,患者素体虚弱,近来连续 1 周整夜不得眠,伴头痛干呕,时吐涎沫,头顶如存冷风吹,四肢欠温,夜间畏寒,纳差便溏,腹胀不适,时有腹痛,舌淡、苔腻,脉沉迟。处方:桂枝 15g,白芍 15g,炙甘草 10g,吴茱萸 15g,生姜 15g,红参 15g,磁石 30g,大枣 6 枚。服上方 3 剂后,自述药后每夜可睡 4~5 小时,头痛减轻。原方续进 3 剂,诸症悉除,睡眠如常。

按语:本案例是张横柳教授治疗营卫失和型不寐的典型案例,张横柳教授运用桂枝汤合吴茱萸汤加减治疗此患者。从患者的症状可以推断出患者营卫不和,中焦虚寒,寒湿上逆,清阳受扰,神不守舍。桂枝汤调和营卫、健利脾胃,吴茱萸汤祛除寒邪,磁石重镇安神。从本案例中,可以发现桂枝汤治疗营卫失

① 左军,王海鹏,张博.桂枝汤治疗营卫失和型不寐的医案分析[J].中医药信息,2016,33(5):32-33.

和型不寐还应注意阴经和阳经的状况,即五脏和六腑是否有病变,本案例中,患者脾胃虚寒,营卫之气的生成与运行不畅,致使卫阳不能入于阴,出现不寐的症状。所以运用桂枝汤治疗营卫失和型不寐应该观察患者的脏腑是否有问题,在桂枝汤基础上进行加减,调和营卫的同时消除脏腑的病变。

2. 何志雄医案[①] 戴某,女,56岁,1978年10月8日初诊。诊见:平素多汗,虽静坐絷絷汗出,不发热,背部常觉寒冷,当风尤甚,说话时有气不够之感,饭量甚少,大便3~4天1次,无腹胀痛之苦,舌淡、无苔,脉缓弱。此为肺气虚弱,卫弱营强,不能外固所致。予桂枝汤加黄芪,处方:桂枝、白芍、生姜、大枣各10g,黄芪20g,炙甘草6g。6剂,每天1剂,清水1 000ml煎至150ml,复煎,分2次服。服药后避免吹风,盖被取微汗。服药后汗止。继用六君子汤加减,共服药十余剂而安。

按语:本病不发热而常自汗出、恶风,是肺卫气弱,表阳不固(卫弱),阴液不能内守(营强)所致;背恶寒为心阳不宣,因背属心阳之部故也;大便数日一行而腹无所苦,中气虚弱使然。故用桂枝汤加黄芪以强壮心阳、健脾益肺、调和营卫,自汗、恶风遂除。脾胃为后天生化之源,故继用六君子汤加减,以健脾和胃,纳增便通,遂得康复。

3. 邢锡波医案[②] 患者近1个月来心悸无力,周身不适,时有寒热,月经、二便、饮食均正常。舌淡少苔,脉弦缓。证属:中虚营卫失和。治宜:调和营卫。处方:桂枝10g,白芍10g,生姜10g,甘草6g,大枣3枚。服药2剂后,悸减,食增,但其身仍无力,寐中多梦,时作寒热,当为中气不足之故,复拟小建中汤加味治之。处方:生龙牡15g,白芍15g,桂枝10g,当归10g,生姜10g,炙甘草10g,白薇6g,大枣3枚。小建中汤以建立中气,壮其营卫生化之源,加白薇、生龙牡以滋阴潜阳,除虚热,镇惊安神。服药3剂,心悸、寒热已告痊愈,只觉午后困倦,别无他证。此为营卫调和,中州得以建运,仍以原方减白芍3g,因其营卫调和,困倦已解。

按语:患者虽心悸而不惊,且兼有寒热,为渐渐恶寒。而抚之不热,脉弦而缓,此非外邪所为,乃中虚营卫不和之故也。必调其营卫,然营卫之源则在中焦,营卫不和必影响中焦生化之源,故当以顾其中州,调营卫以桂枝汤,再于方内加饴糖甘味以建立中土,法取捷径,方药灵机,病速收效。

① 沈创鹏,陈晓薇,张横柳.何志雄教授桂枝汤医案2则评析[J].新中医,2011,43(10):162-163.
② 邢汝雯,李妙雁,杨晓娟,等.邢锡波医案集[M].人民军医出版社,1991:1-2.

（三）临床应用

酒渣鼻[①]　郑某,男,66 岁,因长期颜面及鼻头泛发红斑、丘疹来诊。2018年 11 月 14 日初诊,证见:鼻部肿大,鼻头及两侧鼻翼皮肤颜色紫红,其上散布绿豆大小红色丘疹及粉刺,自觉皮肤无瘙痒、疼痛。平素四末不温,喜汗出,纳可,寐欠安,大便每日一行,成形,色黄,夜尿频,舌淡苔薄白,舌体胖大,脉细。自述 3 年前行心脏支架术。予桂枝汤加减。方药:桂枝 20g,白芍 20g,生姜15,大枣 12g,炙甘草 15g,淡附片 20g,黄芪 12g,丹参 10g,当归 20g。共 7 剂,水煎服,日一剂,分早晚两次温服,每次约 150ml,嘱忌服生冷、油腻、辛辣之品。2018 年 11 月 21 日二诊,患者服药后鼻头及鼻翼皮肤颜色变浅,丘疹数量减少,舌胖大,水滑苔,脉细,于原方基础上加用白术 20g,茯苓 20g 以健脾燥湿,共 7 剂,服法禁忌同前。2018 年 11 月 28 日三诊,诸症皆减,效不更方,继服7 剂。

（四）临床研究

1. 汗证[②]　用桂枝汤加味治疗汗证 156 例疗效观察,发现该方可治愈 96例,好转 54 例,未愈 6 例,总有效率达 96.2%。

2. 肠易激综合征[③]　采用桂枝汤为主治疗 35 例肠易激综合征,治愈 28例(80.0%),有效 5 例(14.3%),无效 2 例(5.7%),取得较满意的近期效果。

3. 支气管哮喘[④]　在桂枝汤应用于支气管哮喘的研究中,对照组采用布地奈德喷雾剂、富马酸酮替芬片治疗,治疗组在西医治疗基础上加中药桂枝汤合玉屏风散治疗,发现治疗组疗效明显优于对照组,且有复发率低的优势。

4. 过敏性鼻炎[⑤]　研究纳入 60 例门诊就医过敏性鼻炎患者,以桂枝汤为主方,根据临床表现随证加减进行治疗。经治疗后临床痊愈 24 例(40.00%),好转 32 例(53.33%),无效 4 例(6.67%),总有效率为 93.33%。

5. 慢性荨麻疹[⑥]　研究纳入 26 例慢性荨麻疹患者应用桂枝类方加减治

①　韩帅,郭玮,李春燕.桂枝汤加减治疗酒渣鼻验案一则[J].中西医结合心血管病电子杂志,2019,7(13):176.
②　赵才兴.桂枝汤加味治疗汗证 156 例疗效观察[J].中外医学研究,2011,9(4):99.
③　杜长湘.桂枝汤为主治疗 35 例肠易激综合征[J].上海中医药杂志,2001,2(10):28.
④　凌小浩,杨凤仙,黄进.桂枝汤合玉屏风散治疗支气管哮喘的临床观察[J].长春中医药大学学报,2008,24(3):291.
⑤　袁碧华.桂枝汤治疗过敏性鼻炎 60 例[J].四川中医,2009,27(5):114.
⑥　张苍.桂枝类方治疗慢性荨麻疹 26 例临床观察[J].吉林中医药,2011,31(6):527.

疗,其总有效率为 88.5%,证明对于慢性荨麻疹患者,桂枝类方有较好疗效。

附1　名家论述

1.《金镜内台方议》(许宏)　赤芍药性寒,能泻荣气;白芍药性平,能补荣气。虽皆芍药,补泻不同……若证果恶风自汗,脉皆阳浮而阴弱,又复迟缓,此乃荣弱无疑,此必用白芍药以补荣而固其卫。如《内经》中所云:"荣弱卫强,故使汗出是也。"如证自汗恶风,脉却阳浮而阴盛,荣脉反壮,其内热甚,又更其人禀质素壮,血气有余,此必用赤芍药以泻其盛经之气也,岂可反补哉? 自张氏今往,寥寥数千载间,圣道遥远,人鲜能明,考之圣经,不言而会。如桂枝加芍药汤,乃下之腹满时痛,属太阴,此脾虚也,故用白芍以补之;如桂枝加大黄汤,乃下之因尔腹大实痛,乃脾气实也,故用赤芍药加大黄以利之;如建中汤、当归四逆汤、真武汤等,皆用白芍,惟智者能推究之。

2.《伤寒来苏集》(柯琴)　此为仲景群方之魁,乃滋阴和阳,调和营卫,解肌发汗之总方也。凡头痛发热恶风恶寒,其脉浮而弱,汗自出者,不拘何经,不论中风、伤寒、杂病,咸得用此发汗;若妄汗妄下,而表不解者,仍当用此解肌。如所云头痛、发热、恶寒、恶风、鼻鸣干呕等病,但见一症即是,不必悉具,惟以脉弱自汗为主耳。

3.《伤寒贯珠集》(尤怡)　此方用桂枝发散邪气,即以芍药摄养津气,炙甘草合桂枝之辛,足以攘外,合芍药之酸,足以安内,生姜、大枣,甘辛相合,补益营卫,亦助正气去邪气之用也……服已须臾,啜稀粥一升余,所以助胃气,即所以助药力,盖药力必藉胃气以行也。

4.《伤寒论本旨》(章楠)　论中每言当发其汗,宜桂枝汤,则是无汗者可使其发汗也。又曰,发热汗出者,此为营弱卫强,故汗出,欲救邪风者,宜桂枝汤,则是有汗者,又可使其收汗也。

附 2　类方鉴别（见表 9）

表 9　桂枝汤类方鉴别

方名	原文	病机	症状	组成	治则
桂枝汤	太阳中风,阳浮而阴弱。阳浮者,热自发;阴弱者,汗自出。啬啬恶寒,淅淅恶风,翕翕发热,鼻鸣干呕者,桂枝汤主之	外感风寒表虚及营卫不和	头痛发热,汗出恶风,或鼻鸣干呕,苔白不渴,脉浮缓或浮弱者	桂枝、芍药、甘草、大枣、生姜	解肌发表,调和营卫
麻黄汤	太阳病,头痛发热,身疼,腰痛,骨节疼痛,恶风,无汗而喘者,麻黄汤主之	外感风寒,肺气失宣	恶寒发热,头痛,骨节痛,身痛,咳喘,鼻塞,无汗,浮肿,小便不利,苔白,脉浮紧	麻黄、杏仁、桂枝、甘草	发汗解表,宣肺平喘
桂枝加厚朴杏仁汤	喘家作,桂枝汤加厚朴、杏子佳;太阳病,下之微喘者,表未解故也。桂枝加厚朴杏仁汤主之	中风又兼气逆	恶寒发热,汗出喘促	桂枝、芍药甘草、大枣、生姜、厚朴、杏仁	祛风降气平喘
桂枝加芍药汤	本太阳病,医反下之,因而腹满时痛者,属太阴也,桂枝加芍药汤主之	营卫气血不足	腹痛	桂枝、芍药、甘草、大枣、生姜	鼓动营卫
桂枝加葛根汤	太阳病,项背强几几,反汗出恶风者,桂枝加葛根汤主之	太阳中风本证兼经脉不利	腹胀,腰痛,大便难,肩背颈项引痛,脉沉而迟	葛根、桂枝、芍药、炙甘草、生姜、大枣	通利经脉,解肌发表

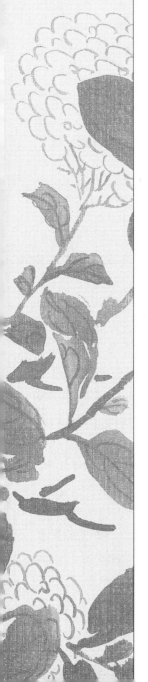

第十章　理中丸

一、经典原文

1. 伤寒服汤药,下利不止,心下痞硬,服泻心汤已,复以他药下之,利不止,医以理中与之,利益甚。理中者,理中焦,此利在下焦,赤石脂禹余粮汤主之。复不止者,当利其小便。(《伤寒论》第159条)

2. 霍乱,头痛发热,身疼痛,热多欲饮水者,五苓散主之;寒多不用水者,理中丸主之。(《伤寒论》第386条)

3. 大病差后,喜唾,久不了了,胸上有寒,当以丸药温之,宜理中丸。(《伤寒论》第396条)

4. 胸痹心中痞,留气结在胸,胸满,胁下逆抢心,枳实薤白桂枝汤主之,人参汤亦主之。(《金匮要略·胸痹心痛短气病脉证治第九》)

二、功效主治

【功效】温中祛寒,补气健脾。

【主治】太阴病呕吐下利,腹满而痛,饮食不下,口水多,喜唾,脉沉迟无力者。

三、研方心得

(一)腹痛满吐是表象,辨别主证须溯源

理中汤,为治疗太阴病的主方。《伤寒论》"太阴之为病,腹满而吐,食不下,自利益甚,时腹自痛。若下之,必

83

胸下结硬"(273条),此是太阴病提纲。太阴脾脏受邪,脾易得阴病,阳虚运转功能失常,寒湿留滞机体,中焦枢机不利,全身气机升降失序,本居上位之清阳而反下陷,故自利益甚,时腹自痛;本居下位之浊阴反上逆,故胃气上逆,腹满而吐,食不下,此时若误认为实证而使用下法,则中焦脾阳益虚,浊阴欲盛,大气运行不畅,故胸下结硬,出现胃脘部痞结胀硬。此为太阴病提纲,亦即太阴病证的一般状况。若"自利不渴者,属太阴,以其脏有寒故也,当温之,宜服四逆辈"(277条),结合条文,太阴病辨症状当抓住"自利不渴、腹满而吐、胸下结硬"三点,太阴病的主要病机是脾虚脏寒,因此采用正治法"寒者热之,清者温之"。

太阴病可用于霍乱治疗,如"寒多不用水者,理中丸主之"(386条),霍乱吐利,病因以寒居多,病机核心为中焦阳虚,阴寒内盛,清浊相干,故表现为挥霍撩乱之征象,即上可见吐逆,下可见泻利。究其病机,仍为脾虚脏寒。抓住症状背后核心病机,即可大胆使用对应方证。

(二)明析方义后论治,掌握加减辨兼夹

理中汤主证明确,临床兼证表现不一,多种多样,处方常根据其具体症状有加减调整。如《伤寒论》记载"若脐上筑者,肾气动也,去术加桂心四两",故去白术加之桂心,因白术入脾胃经,肾气动逆,当温肾散寒,平冲降逆。"吐多者,去术,加生姜三两",因白术补脾,脾主升发,故去之,生姜能温胃和中,降逆止呕,故用之。"下多者,还用术",指当寒邪入脾,脾虚下陷,因此用白术补脾升阳燥湿。"悸者,加茯苓二两",当水气凌心,引发心悸,故以淡渗利水的茯苓以宁心止悸。"渴欲得水者,加术",为脾气不能散精,津液不能上承所致,故加白术以健脾燥湿去饮。"腹中痛者加人参",此为脾阳虚脾脏寒,不荣则痛之虚寒腹痛,故用人参以补脾气而缓腹痛。"寒者,加干姜",当是脾阳虚太过致寒太甚,故用干姜以补脾阳,暖中焦,除中寒,止泻止吐。

(三)辨证准确活运用,随机化裁为原则

正如张仲景云:"观其脉证,知犯何逆,随证治之。"理中汤方小便廉,且用药精悍,调理中焦的同时还给他药组合留有更多的配伍空间。化裁使用时,可在明辨气机升降偏频、累及脏腑气血不同以及兼夹的病邪性质的基础上,灵活加减运用。如"腹满者,去术,加附子",腹满本太阴主证,此证腹满而甚,多伴见恶寒蜷卧,四肢厥逆,或下利清谷,脉微欲绝等。其病机不仅中阳不足,脾虚

脏寒;并且下焦肾命之阳衰疲,火不煦土,无力运化,《内经》云"脏寒生满病",实为本病之形象写照。此时应去白术之守补,加附子(即四逆加人参汤)以补火煦土,回阳救逆,此与"下利腹胀满,身体疼痛者,先温其里,乃攻其表。温里宜四逆汤,攻表宜桂枝汤"(372 条)之机制略同,亦是太阴病"宜服四逆辈"之最好注脚。

(四)适用人群

适用于面色萎黄、形体偏瘦弱的患者。这类患者往往语声偏低,语气不够坚定,肌肉相对松软,舌多淡胖舌(舌质偏淡,舌体偏胖),脉沉细。这类患者易患慢性肠炎、消化性溃疡、功能性胃潴留、顽固性呃逆、阴暑、心悸、慢性支气管炎、多涎症等。

四、临床应用

(一)个人验案

夏某,男,71 岁,2020 年 7 月 13 日来诊。胃痛胃胀 3 个月,自行口服奥美拉唑后稍有缓解,症状时轻时重,天气稍冷或饭菜不热即胃痛胀满。现症:脘腹痛满而喜温喜按,口淡不渴,神疲乏力,手足不温,食少便溏,寐差,舌淡胖嫩有齿痕,苔白腻,脉沉迟。

中医诊断为胃痛。证属于脾胃虚寒证。

处方:干姜 10g、人参 10g、麸炒白术 10g、炙甘草 10g、山药 30g、莲子 20g、炒白扁豆 15g、薏苡仁 30g、茯苓 15g、砂仁 6g。7 剂,水煎服。

二诊:胃痛缓解,便成形,日一行,未见上火之象。仍畏寒,下肢不温,口干思饮,脉舌如前。上方减砂仁,7 剂。

按语:观其脉证,为脾胃虚寒兼脾虚寒湿之证。故张哲教授以理中丸合参苓白术散加减以温中补虚、健脾祛湿。中阳不足,失于温煦,则胃脘冷痛兼喜温喜按、手足不温、纳差神疲。升降失司,中气下陷,寒积于下而便溏泄泻。该患舌脉提示体内湿盛,脾气或脾阳虚皆可致水液失运、水湿内停,故亦见口淡不渴、便溏泄泻。方中干姜大辛大热,温中祛寒,为振脾阳之主药,人参甘补微温,合白术、茯苓、薏苡仁、白扁豆、山药既补脾气,又可利水渗湿止泻,砂仁性辛、温,可温脾化湿兼行气。炙甘草健脾和中,调和诸药。二诊效佳,因便成形,故去砂仁防药性过温。标本兼治,使脾阳得补,湿邪得去,胃痛愈。

(二)名家医案

1. 闫云科医案① 任某,女,42 岁。连续三载,每至冬大便干秘,两三日一行,先头甚硬,屏气用力许久,方释重负。常服三黄片,然服之可通,停则复秘。2006 年 11 月 9 日初诊,云解便为每日之头等大事。观其形容不悴,谈笑风生,舌质淡,苔薄润,知病无大碍。询知饮食尚可,腹不满痛,背恶寒,足胫冷,小便利,无经带(子宫已全切),口不干苦。切得脉象沉细,诊得腹软不痛。观其脉症,此脾阳虚,中气不足证也。盖中气不足,溲便为之变。冬令阳气潜藏,温运之力锐减,煦濡之能不足,是以冬病夏不病也。然中气不足,何以饮食如常? 曰胃主纳,脾主运,胃强脾弱,故纳谷如常而运化有变,不能为胃行津而秘结滞涩也。三黄苦寒,折损阳气,施于本证,实舍本逐末。此举无疑雪上加霜,长此以往,阳气益虚,便益艰难。求本之治宜温阳益气,补中健脾,倘津液布达,则其便自畅。拟理中汤加味:党参 10g,白术 30g,干姜 10g,炙甘草 10g,附子 10g,肉苁蓉 30g。三剂。二诊:患者喜形于色,谓今日解便不难,背寒足冷亦轻。仅三剂,便释缚脱艰,着手成春,理中汤功垂竹帛,信之不诬。原方五剂。

按语:理中汤为太阴脾家虚寒证之治方,以下利为多见,治便秘同一理也。方中四药原著等量,余借白术者,以其运脾行津、通便力巨也。何以知之?《伤寒论》174 条"若其人大便硬,小便自利者,去桂加白术汤主之"云也。

2. 慢性结肠炎医案② 段某,男,58 岁,2012 年 4 月 18 日就诊。主诉:慢性腹泻十余年,日数次,治之不愈,每天用止泻药维持,肠镜示:慢性结肠炎。

症见:身体消瘦,乏力,面色晦黯无泽,皮肤干皱,嗜饥,时有干呕,腹软,脐上筑动,舌光嫩质瘦色淡,无苔,双脉浮虚而数,脾肾虚寒,消化输布紊乱,处方:人参切 25g,甘草炙 25g,干姜 25g,白术 10g。上四味,以水 1 500ml,煮取 500ml,温分三次,一日服。4 月 24 日再诊:大便仍一日数次,干呕停止。因外出打工,遂将上方改为蜜丸,每丸重 12g,每次一丸,一日三次,连服一个月。再次复诊时,判若两人,体重增加,面有光泽,体力恢复,大便正常。

按语:段某系几十年的建筑工人,经常风餐露宿,脾阳受损,导致腹泻,久治不愈。病初期只是大便次数多,饮食与消化无不良反应。由于长期服用抗生素类药物,致使菌群紊乱,出现消化不良。将理中汤改成丸药长期服用,慢

① 闫云科.经方躬行录[M].北京:学苑出版社,2009:468-469.
② 陈志欣.《辅行诀五脏用药法要》临证指南医案[M].北京:学苑出版社,2016:61-62.

性结肠炎治愈,未再复发。

3. 反流性胃炎医案[①]　张某,女,58 岁,2002 年 3 月 7 日来诊。经常食不下,腹中胀满,水走肠间辘辘有声,倒饱吞酸,长期服用奥美拉唑维持。某医院胃镜示:反流性胃炎、十二指肠炎。现症:消瘦乏力,肌肤干皱,津液不足,吞酸气噫。舌质光剥无苔,脉细数。证属气血虚弱,脾胃虚寒。处方:人参 20g,甘草炒 20g,干姜 20g,白术 10g。上四味,以水 1 600ml,煮取 600ml,温分三次,一日服。3 月 14 日复诊:服上方七付后,食欲有增,胀痛减轻,效上方加苏叶15g,继续服用,二十付药服完,病愈。

按语:反流性胃炎,吞酸嘈杂,胃肠功能失调,理中汤补气健脾,增强胃肠功能,暖胃祛寒,气足胃肠功能复常,病随愈。理中汤祛寒邪,补肠胃之虚弱。脾主腐熟水谷,输布津液。《辅行诀五脏用药法要校注讲疏》云:"人参力厚气醇,味甘质润,能除痞满以助消磨,补中而止善饥,健脾以运化水谷精微,以濡养肌肉筋脉,故为方中之主药。"炙甘草为臣,脾之用味,佐人参修复元气;干姜辛开温散,伍人参祛寒邪以健脾土,化生营养;白术为使,脾之化味,佐参、姜、草渗温补气,四味药组成理中汤,慢性肠胃炎得愈。

(三)临床应用

1. 心悸[②]　卢某,女,68 岁,夜间睡觉时心悸,气促,胸闷,自觉呼吸困难,平素困倦乏力,脘痞纳差,大便偏硬,2~3 次 /d,舌淡黯苔白腻,脉沉。予桂枝人参汤合瓜蒌薤白半夏汤加减,具体方药如下:红参 10g,白术 15g,桂枝 10g,干姜 15g,瓜蒌皮 15g,法半夏 10g,薤白 10g,枳壳 15g,炙甘草 10g。服上方 7剂后复诊,患者症状明显好转,继用上方加减治疗月余,心悸、胸闷基本消失,胃纳改善,大便每日 1 次。

2. 儿科疾病[③]　陆某,男,3 岁。其母诉患儿半岁后经常流涎不止,曾多次治疗效果欠佳。症见流涎质稀量多,面色苍白,纳少,便秘,舌淡苔白,指纹色淡。查体示口咽无炎症,无神经系统疾病。处方:党参 6g,白术 6g,干姜 3g,炙甘草 4g。5 剂,日 1 剂,水煎服,早晚分服。二诊:流涎明显减少,纳食好转,大便正常,继服上方 5 剂。5 剂后流涎告愈,随访两月未再复发。

《内经》云:"五脏化液,心为汗,肺为涕,肝为泪,脾为涎,肾为唾。"告知小

① 陈志欣.《辅行诀五脏用药法要》临证指南医案[M].北京:学苑出版社,2016:62-63.
② 魏倩玲.理中汤证治规律研究[D].广州:广州中医药大学,2012.
③ 李飞.理中汤配伍规律及方证经验研究[D].太原:山西中医学院,2015.

儿流涎发生关键在于脾。中医学认为该证多由于患儿食母乳过热或嗜食辛辣之物，以致脾胃湿热，熏蒸于口；或先天不足，后天失养，脾气虚弱，固摄失职，以致唾液从口内外流导致该病的发生。门教授认为后者所致涎多清稀者，多为后天失养、脾气虚弱所致，可由理中汤治疗。

（四）临床研究

1. **慢性胃炎**[1] 吴氏将慢性胃炎患者 150 例随机分为 2 组，治疗组 100 例予理中汤加味治疗，对照组 50 例予口服雷尼替丁治疗。结果表明，治疗组治愈 15 例，好转 30 例，无效 5 例，总有效率为 95%；对照组治愈 30 例，好转 9 例，无效 11 例，总有效率为 78%，两组数据对比有统计学意义。

2. **溃疡性结肠炎**[2] 贺氏将溃疡性结肠炎患者 84 例随机分为 2 组，治疗组 48 例患者运用理中丸（汤）加减治疗，对照组 36 例患者予口服泼尼松片和柳氮磺吡啶治疗。结果表明，治疗组总有效率为 93.8%，对照组总有效率为 61.1%，两组数据对比有统计学意义。

3. **功能性消化不良**[3] 史氏将功能性消化不良患者 76 例随机分为 2 组，治疗组 38 例患者予理中汤加味治疗，对照组 38 例患者予常规西药治疗。结果表明，治疗组总有效率为 89.47%，对照组总有效率为 78.95%，两组数据对比有统计学意义。

4. **肠易激综合征**[4] 程氏将 144 例肠易激综合征患者随机分为 2 组，治疗组 108 例患者予理中汤加味治疗，对照组 36 例患者予色甘酸钠、地西泮治疗。结果表明，治疗组总有效率为 98.1%，对照组总有效率为 80.6%，两组数据对比有统计学意义。

5. **呕吐**[5] 刘氏运用理中汤加味治疗肿瘤术后化疗期间呕吐患者，取得满意疗效。

① 吴凤海.理中汤加味治疗慢性胃炎 100 例临床观察[J].中华实用中西医杂志,2007,20(12):1045-1047.
② 贺立.健脾理中汤治溃疡性结肠炎 48 例[J].湖南中医药导报,2002,8(9):538.
③ 史通方.理中汤加减治疗功能性消化不良 38 例临床观察山西中[J].山西中医学院学报,2006,7(6):31.
④ 程卫军,胡秋炎.理中汤加味治疗肠易激综合征 108 例临床观察[J].山东中医杂志,2000,19(4):207.
⑤ 刘小青,毛维国.肿瘤术后化疗期间呕吐的中药调治[J].中国中医急症,2006,15(12):1416.

附1 名家论述

《医宗金鉴》 阳之动始于温,温气得而谷精运,谷气升而中气赡,故名曰理中。实以燮理之功,予中焦之阳也。盖谓阳虚,则中气失守,膻中无发宣之用,六腑无洒陈之功,犹如釜薪失焰,故下至清谷,上失滋味,五脏凌夺,诸证所由来也。参、术、炙草,所以守中州,干姜辛以温中,必假之以焰釜薪而腾阳气,是以谷入于阴,长气于阳,上输华盖,下摄州都,五脏六腑皆以受气矣,此理中之旨也。若水寒互胜,即当脾肾双温,加以附子,则命门益而土母温矣。白术补脾,得人参则壅气,故脐下动气;吐多腹满,皆去术也。加桂以伐肾邪,加生姜以止呕也,加附子以消阴也。下多者湿胜也,还用术燥湿也。渴欲饮水饮渴也,加术使饮化津生也。心下悸停水也,加茯苓导水也。腹中痛,倍人参,虚痛也。寒者加干姜,寒甚也。

附2 类方鉴别 (见表10)

表10 理中丸类方鉴别

方名	原文	病机	症状	组成	治则
理中汤	伤寒服汤药,下利不止,心下痞硬。服泻心汤已,复以他药下之,利不止,医以理中与之,利益甚。理中者,理中焦,此利在下焦,赤石脂禹余粮汤主之。复不止者,当利其小便	脾胃虚寒	伤寒太阴病,自利不渴,寒多而呕,腹痛粪溏,脉沉无力	人参、干姜、炙甘草、白术	温中祛寒,补气健脾
小建中汤	伤寒,阳脉涩,阴脉弦,法当腹中急痛,先与小建中汤,不差者,小柴胡汤主之	中焦虚寒,肝脾不和	腹中拘急疼痛,喜温喜按,神疲乏力,虚怯少气;或心中悸动,虚烦不宁,面色无华;或伴四肢酸楚,手足烦热,咽干口燥。舌淡苔白,脉细弦	饴糖、桂枝、芍药、生姜、大枣、炙甘草	温中补虚,和里缓急

续表

方名	原文	病机	症状	组成	治则
附子粳米汤	腹中寒气,雷鸣切痛,胸胁逆满,呕吐,附子粳米汤主之	脾胃虚寒,水湿内停	腹痛,呕吐,痛势急迫,且有胸胁逆满,四肢厥冷等寒盛症状	制附子、半夏、甘草、大枣、粳米	温中祛寒,降逆止痛
连理汤	津液既去,枯燥而渴。其人虽引饮,所饮自少而常喜温,不可投冷剂,宜理中汤,或四逆汤加人参一钱,渴甚,连理汤	外受暑邪,内伤生冷	泄泻次数甚多,心烦口渴,肛门灼热,小便赤涩者	人参、干姜、白术、炙甘草、茯苓、黄连	温中祛寒,兼清郁热
桂枝人参汤	太阳病,外证未除,而数下之,遂协热而利,利下不止,心下痞硬,表里不解者,桂枝人参汤主之	脾胃虚寒,复感外邪	下利不止,心下痞硬,兼发热恶寒,脉浮虚	人参、干姜、白术、甘草、桂枝	和解表里

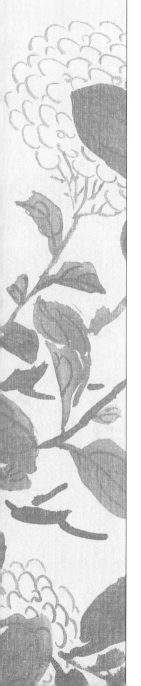

第十一章　麻黄汤

一、经典原文

1. 太阳病,头痛,发热,身疼,腰痛,骨节疼痛,恶风无汗而喘者,麻黄汤主之。(《伤寒论》第 35 条)

2. 太阳与阳明合病,喘而胸满者,不可下,宜麻黄汤主之。(《伤寒论》第 36 条)

3. 太阳病,十日已去,脉浮细而嗜卧者,外已解也。设胸满胁痛者,与小柴胡汤。脉但浮者,与麻黄汤。(《伤寒论》第 37 条)

4. 太阳病,脉浮紧,无汗,发热,身疼痛,八九日不解,表证仍在,此当发其汗。服药已微除,其人发烦目瞑,剧者必衄,衄乃解。所以然者,阳气重故也。麻黄汤主之。(《伤寒论》第 46 条)

5. 脉浮者,病在表,可发汗,宜麻黄汤。(《伤寒论》第 51 条)

6. 脉浮而数者,可发汗,宜麻黄汤。(《伤寒论》第 52 条)

7. 伤寒脉浮紧,不发汗,因致衄者,麻黄汤主之。(《伤寒论》第 55 条)

8. 脉但浮,无余证者,与麻黄汤。若不尿,腹满加哕者,不治。(《伤寒论》第 232 条)

9. 阳明病,脉浮,无汗而喘者,发汗则愈,宜麻黄汤。(《伤寒论》第 235 条)

二、功效主治

【功效】发汗解表,宣肺平喘。

【主治】①恶寒发热,头痛,骨节痛,身痛。②咳喘,鼻塞,苔白,脉浮紧。③无汗,浮肿,小便不利。

三、研方心得

（一）发汗峻剂用麻黄,汗出症减最为宜

麻黄汤具有较强的发汗作用,应用时应根据其汗出情况,来斟酌给药剂量与时间,治疗外感疾病以温覆汗出症减为宜。未汗,至汗出,但不要大汗出,以免导致体虚。历代医家将麻黄汤视作发汗峻剂,惧麻黄汤易伤阴津、伤阳,故采用不是很多,其实不然,麻黄汤产生发汗作用原因是合用麻、桂,两药相须增强其发汗作用。此外还应注意方中杏仁、甘草均非发汗药。所以解读与运用麻黄汤发汗作用必须全面考虑才能发挥辨治各科杂病的治疗作用。不能顾此失彼,才能得出麻黄汤既有发汗作用又不专主发汗。

（二）水毒身痛营阴闭,解热排水麻黄法

由"太阳病,头痛,发热,身疼腰痛,骨节疼痛,恶风无汗而喘者,麻黄汤主之",我们可以看出麻黄汤的四大主症:发热、身体疼痛、无汗、气喘。胡希恕老前辈将其归结为感受外寒后的腠理致密,"水液毒素"充斥于体表,不得发泄,因此出现身体疼痛、骨节疼痛、不得屈伸之类的症状,这类疼痛以阳证为主,患者脉当浮而非沉且无力,并常伴有头痛发热等阳性体征。胡老认为,无汗乃是麻黄汤之主证,发热、诸痛乃太阳病之常证,由于热无以发泄故常常以肺来代偿,其气机不得旁达而喘,故喘为客证。《神农本草经》中记载"麻黄,味苦、温,主中风、伤寒头痛、温疟,发表出汗、去邪热气、止咳逆上气、除寒热、破癥坚积聚"。合桂枝则助其发汗解热,合杏仁则助其定喘而利水。仲景以麻黄汤为底方,化裁小青龙汤、越婢汤、麻黄加术汤、麻黄杏仁甘草石膏汤等,后世医家用此治疗哮证、喘证及水肿、腹胀、癃闭、风湿痹病等病证。

（三）"阳气重"者麻黄汤,时间局限审视清

表证的本质是正邪交争于表,机体欲借助汗出达到祛邪外出的目的,故而体表毛细血管扩张,使全身的正气、津液布于体表,寄希望于汗出,欲汗出而不汗出。麻黄汤证的无汗,是因为津液充盛于表而不得汗出,故身疼、身重、无汗。

因体表津液充盛,无汗出,故脉浮紧。可见,脉紧、脉浮缓在于体表津液是否充盛。正如《伤寒论》第46条:"太阳病,脉浮紧,无汗,发热身疼痛,八九日不解,表证仍在,此当发其汗。服药已微除,其人发烦目瞑,剧者必衄,衄乃解。所以然者,阳气重故也,麻黄汤主之。"该条脉浮紧、无汗、发热、身疼痛,明显为麻黄汤证,服药后症状有所减轻,但出现瞑眩反应,这是因"阳气重"的缘故。服药后"微除",病证仍在,故仍以麻黄汤主之。该条"阳气重"是麻黄汤的适应证。冯世纶教授指出:"阳气,即津液,注家多谓为阳热,实非。麻黄汤证不汗出,则阳气实于表,若久不得汗,则阳气愈实,因谓为阳气重。"因此,此处的阳气重,当为体表津液充盛之意,可以给予麻黄汤,以达到解表发汗的目的。相对阳气(津液)虚弱的,虽有表证,亦不可大发汗治疗,正如第27条所言:"此无阳也,不可发汗。"但运用麻黄汤要注重其局限性,汗出不能用,口渴不能用,假如膈肌痉挛,无汗,口淡不渴,下午加重,显然不可用,下午加重应是阳明所主的时间,应该从阳明寒证治疗,而无汗、口渴应该从阳明热证治疗。所以其应用的时间要注意,其局限性的应用要审视好。

（四）适用人群

即人体腠理致密,皮肤较干燥;体格壮实,面色黄黯,脉象有力,舌体偏大,舌质淡红。近年来发现长时间在冷气场所工作的人也易患外感病。

四、临床应用

（一）个人医案

孙某,女,40岁,2019年12月11日初诊,患者主诉"咳嗽反复发作10年,加重一周"。患者10年前无明显诱因出现咳嗽,咳痰伴咽部不适。曾于当地医院专科就诊,诊断为"慢性支气管炎",经抗感染、止咳化痰、解痉等西医对症治疗后明显好转。后上述症状无明显诱因反复发作,一周前症状加重,为求进一步系统治疗遂来我院门诊。现症见:咳嗽,咳声较清亮,咳痰,痰白量多,质清稀,口干,口苦,咽痛,神疲乏力,嗳气频发,纳可,夜寐可。舌质淡,苔薄白,脉浮细。

中医诊断:咳嗽,麻黄汤宣肺平喘。

处方:麻黄7.5g、苦杏仁7.5g、炙甘草5g、麦冬10g、酒黄芩7.5g、清半夏

10g、北柴胡15g、炮姜3g、五味子10g、炒紫苏子10g、陈皮15g、桑白皮15g、茯苓15g、炒僵蚕10g、蝉蜕25g、大枣5g、人参10g。7剂,水煎服。

按语:脾为生痰之源,肺为储痰之器。方选麻黄汤加减以宣肺止咳化痰为功。胡老指出临床上咳嗽外感内伤同时存在,内伤易招外感,外感也易导致内伤。患者慢性咳嗽迁延不愈,就诊时痰当属寒痰,肺气不宣,考虑表里同病,应解表宣肺为先,与麻黄汤证治相符合,方中去桂枝减轻发汗力度,恐耗其气;杏仁苦温,苦泄降气,紫苏降气平喘;炮姜、半夏温化寒痰;麦冬、五味子养阴以补久病肺阴亏耗,口干、口苦、咽痛为痰郁化热之趋势,选黄芩、桑白皮去痰火,僵蚕、蝉蜕达利咽开声之效;脾失健运,水液代谢障碍则生痰,该患痰多质稀,茯苓健脾气,利湿可化痰;柴胡、陈皮理气解郁,气畅水液得以正常运行则痰消;患者正气亏耗,神疲乏力,人参以达补气扶正之功,炙甘草平和诸药,甘补脾胃之气兼止咳。

(二)名家医案

刘渡舟医案[①] 刘某,男,50岁。隆冬季节,因工作需要出差外行,途中不慎感受风寒之邪,当晚即发高烧,体温达39.8℃,恶寒甚重,虽覆两床棉被,仍洒淅恶寒,发抖,周身关节无一不痛,无汗,皮肤滚烫而咳嗽不止。视其舌苔薄白,切其脉浮紧有力,此乃太阳伤寒表实之证。治宜辛温发汗,解表散寒。用麻黄汤:麻黄9g,桂枝6g,杏仁12g,炙甘草3g。1剂服药后,温覆衣被,须臾,遇身汗出而解。

按语:麻黄汤为发汗之峻剂,用之不当,易生他变。不少临床医生畏惧麻、桂,不敢投,见发热便认为是温热之证,滥用辛凉之品,反令表寒闭郁,久久不解,或致久咳不已,或致低烧不退,或致咽喉不利等。盖表实证之发热,乃由卫阳闭郁,正邪交争所致,故发热必伴有恶寒。这与温热病的发热不恶寒,并伴有口渴伤津之候,有其本质的区别。风寒郁闭卫阳,故直须辛温发汗,寒随汗出,卫气一通,则发热自退,即《内经》所谓"体若燔炭,汗出而散"也。

(三)临床应用

缓慢型心律失常[②] 以本方加减治疗(麻黄、桂枝各10g,杏仁、甘草各6g,气虚乏力加人参20g、黄芪60g;心虚胆怯、失眠多梦加酸枣仁、柏子仁各20g,

---

① 陈明,刘燕华,李方.刘渡舟临证验案精选[M].北京:学苑出版社,2007.
② 姬光东,牛振华.麻黄汤治疗缓慢型心律失常50例[J].中医药学报,2002(1):31-32.

茯苓 10g;心血不足加熟地黄 15g,当归、阿胶各 10g;心阳不振加附子、鹿角胶、肉桂各 10g;血瘀加丹参 40g)50 例患者,对照疗效评定以临床症状明显改善或消失,平卧心率增加 10 次 /min 上或已达 60 次 /min,心电图恢复正常为有效。结果:显效 33 例,有效 10 例,无效 7 例,总有效率 86%。

(四)临床研究

1. 流行性感冒[①]　以本方加减治疗 120 例患者,无肺炎并发症者单用麻黄汤原方,有肺炎者可加鱼腥草、大青叶、板蓝根、双花、连翘各 20g。102 例流感无并发症者 1~2 剂痊愈,18 例有肺炎并发症者 5~7 剂治愈,治疗有效率为100%。

2. 荨麻疹[②]　王红军以该方为主加桃仁、炒薏仁、地肤子、徐长卿、北沙参、天花粉、蝉衣、生黄芪和炙黄芪,治疗寒冷性荨麻疹。并与用西药赛庚啶、西咪替丁等治疗对照比较。结果:治疗组 30 例中痊愈 18 例,显效 6 例,有效 4例,无效 2 例,总有效率为 80.0%;对照组 30 例中痊愈 9 例,显效 5 例,有效 7 例,无效 2 例,总有效率为 46.7%。

3. 急性喘息型支气管炎[③]　以本方加减治疗(杏仁、陈皮、前胡各 12g,苏子、姜半夏、桂枝、甘草各 10g,炙麻黄 4g,伴痰白清稀泡沫加细辛 3g,生姜 3 片)44 例患者,与西药(头孢噻肟钠、氨茶碱、地塞米松静脉滴注)治疗 44 例对照,疗程为 7 日。疗程评定以肺啰音、哮鸣音、咳嗽喘憋症状消失为治愈。结果:痊愈 18 例,有效 24 例,无效 2 例,总有效率为 95.45%。

4. 小儿哮喘[④]　以本方加减(麻黄 9g,桂枝、苦杏仁各 6g,甘草 3g)与氨茶碱[(3~4)mg/kg 静脉滴注]联合治疗 51 例患者,与西药(抗感染、口服止咳化痰药物)51 例患者对照,疗程为 1 个月。疗效评定以症状和体征较治疗前有明显改善、哮喘发作次数小于 3 次为显效。结果:本组显效 29 例,有效 20 例,无效 2 例,总有效率为 95.56%。

5. 慢性肾衰[⑤]　以本方加减治疗(麻黄、桂枝、白术各 15g,杏仁 10g,甘草 5g。偏气虚者加黄芪、泡参各 30g;偏血虚者加当归 15g;心悸者加丹参 15g,枣

① 张树峰.麻黄汤治疗流行性感冒 120 例报告[J].中医药信息,1995(4):42.
② 王红军.自拟加味麻黄汤治疗寒冷性荨麻疹疗效观察[J].临床皮肤科杂志,2002,31(4):232.
③ 张丽.中药麻黄汤加减方治疗急性喘息型支气管炎的效果探讨[J].海峡药学,2017,29(12):166-167.
④ 贾文.氨茶碱和麻黄汤联合应用治疗小儿哮喘临床观察[J].新中医,2015,47(9):163-164.
⑤ 李永高.麻黄加术汤治疗慢性肾衰 20 例观察[J].实用中医药杂志,1998(9):13-14.

仁 10g)20 例患者,疗程 2 周。疗效评定以水肿全部消退,其他症状消失,实验室检查恢复正常(血尿素氮)为治愈;水肿及其他症状减轻,实验室检查有所改善为好转;水肿及其他症状和实验室检查无改变为未愈。结果:治愈 11 例,好转 6 例,未愈 3 例,总有效率 85%。

6. 发热[1]　以本方加减治疗(麻黄 4g,桂枝 6g,荆芥 6g,杏仁 6g,桔梗 6g,生姜 1 片,甘草 3g,兼有内热加生石膏 15g、薄荷 6g;夹惊者加僵蚕 3g、钩藤 3g)小儿外感发热外感风寒型 126 例,与西药(头孢呋辛钠、布洛芬混悬液)治疗 126 例患者对照,疗程为 3 日。疗效评定以 48 小时内体温恢复正常,临床症状全部消失为痊愈。结果:痊愈 104 例,有效 21 例,无效 1 例,总有效率为99.2%。

7. 腰扭伤[2]　以本方加减治疗[麻黄 12g,杏仁 10g(无牵连背痛可不用),甘草 12g,丹参 12g,红花 10g,赤芍 10g,当归 12g],与西药(醋酸泼尼松、普鲁卡因封闭,布洛芬口服)联合骨盆牵引制动治疗 38 例患者对照,疗程为 10 天。疗效评定以腰部疼痛消失,脊椎活动正常为治愈,腰部疼痛减轻,脊椎活动基本正常为好转,症状无改善为未愈。结果:本组治愈 24 例,好转 10 例,未愈 4 例,总有效率为 90%。

附1　名家论述

1.《伤寒来苏集》(柯琴)　此为开表逐邪发汗之峻剂也。古人用药法象之义。麻黄中空外直,宛如毛窍骨节,故能祛骨节之风寒,从毛窍而出,为卫分发散风寒之品。桂枝之条纵横,宛如经脉系统,能入心化液,通经络而出汗,为营分散解风寒之品。杏仁为心果,温能助心散寒,苦能清肺下气,为上焦逐邪定喘之品。甘草甘平,外拒风寒,内和气血,为中宫安内攘外之品。此汤入胃,行气于玄府,输精于皮毛,斯毛脉合精而溱溱汗出,在表之邪,其尽去而不留,痛止喘平,寒热顿解,不烦啜粥而藉汗于谷也。

2.《医方考》(吴昆)　麻黄之形,中空而虚,麻黄之味,辛温而薄;空则能通腠理,辛则能散寒邪,故令为君。佐以桂枝,取其解肌;佐以杏仁,取其利气;入甘草者,亦辛甘发散之谓。

3.《伤寒论条辨》(方有执)　麻黄味苦而性温,力能发汗以散寒。然桂枝

① 李金萱,丛艳.麻黄汤加减治疗小儿外感发热 126 例[J].河北中医,2010,32(12):1822-1823.
② 梁德进.加味麻黄汤薰蒸治疗腰扭伤 40 例[J].中国临床康复,2002(16):2455.

汤中忌麻黄,而麻黄汤中用桂枝,何也? 曰:麻黄者,突阵擒敌之大将也;桂枝者,运筹帷幄之参军也。故委之以麻黄,必胜之算也,监之以桂枝,节制之妙也。

4.《伤寒集注》(舒诏)　桂枝汤中用芍药,以内护于营,麻黄汤中用桂枝,以外导于外,此阴阳互根之妙也。后人不达,谬为麻黄性猛,必使桂枝以监之。

5.《伤寒论本旨》(章虚谷)　麻黄辛散,以开腠理为君,但味薄轻虚,止能达卫,必佐桂枝之辛甘色赤通营者,祛邪外出,此二味为开泄营卫之主也。

6.《伤寒贯珠集》(尤在泾)　人之伤于寒也,阳气郁而成热,皮肤闭而成实,麻黄轻以去实。辛以散寒,温以行阳;杏仁佐麻黄,达肺气泄皮毛止喘急。王好古谓其治卫实之药是也。然泄而不收,升而不降。

7.《经方传真》(胡希恕)　麻黄为一有力的发汗药,佐以桂枝再宜致汗。杏仁定喘,甘草缓急,故治太阳病表实无汗、身疼痛而喘者。

附2　类方鉴别(见表11)

表11　麻黄汤类方鉴别

方名	原文	病机	症状	组成	治则
麻黄汤	太阳病,头痛发热,身疼,腰痛,骨节疼痛,恶风,无汗而喘者,麻黄汤主之	外感风寒,肺气失宣	恶寒发热、头痛、骨节痛、身痛、咳喘、鼻塞、无汗、浮肿、小便不利、苔白、脉浮紧	麻黄、杏仁、桂枝、甘草	发汗解表,宣肺平喘
麻黄加术汤	湿家,身烦疼,可与麻黄加术汤,发其汗为宜,慎不可以火攻之	湿停于肌表,夹风寒之邪,致身烦痛	风寒夹湿痹证,身体烦疼,无汗	麻黄、桂枝、甘草、杏仁、白术、	发汗解表,散寒祛湿
麻杏薏甘汤	病者一身尽疼,发热,日晡所剧者,名风湿。此病伤于汗出当风,或久伤取冷所致也,可与麻黄杏仁薏苡甘草汤	风湿在表,湿郁化热	一身尽疼,发热,日晡所剧者	麻黄、杏仁、薏苡仁、炙甘草	发汗解表,祛风利湿

续表

方名	原文	病机	症状	组成	治则
大青龙汤	太阳中风,脉浮紧,发热,恶寒,身疼痛,不汗出而烦躁者,大青龙汤主之。若脉微弱,汗出恶风者,不可服之,服之则厥逆,筋惕肉𝗔,此为逆也	外感风寒,里有郁热	恶寒发热,头身疼痛,无汗,烦躁,口渴,脉浮紧	麻黄、桂枝、杏仁、甘草、石膏、生姜、大枣	发汗解表,兼清里热
华盖散	出自《太平惠民和剂局方》	素体痰多,肺感风寒	咳嗽上气,呀呷有声,吐痰色白,胸膈痞满,鼻塞声重,恶寒发热,苔白润,脉浮紧	麻黄、杏仁、陈皮、桑白皮、茯苓、甘草、紫苏子	宣肺解表,祛痰止咳

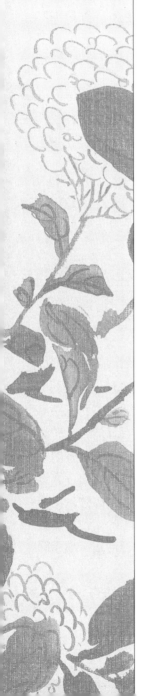

第十二章　四逆汤

一、经典原文

1. 伤寒，脉浮，自汗出，小便数，心烦，微恶寒，脚挛急，反与桂枝汤欲攻其表，此误也。得之便厥，咽中干，烦躁，吐逆者，作甘草干姜汤与之，以复其阳；若厥愈足温者，更作芍药甘草汤与之，其脚即伸。若胃气不和，谵语者，少与调胃承气汤；若重发汗，复加烧针者，四逆汤主之。(《伤寒论》第29条)

2. 伤寒，医下之，续得下利清谷不止，身疼痛者，急当救里；后身疼痛，清便自调者，急当救表。救里宜四逆汤，救表宜桂枝汤。(《伤寒论》第91条)

3. 病发热头痛，脉反沉，若不差，身体疼痛，当救其里，宜四逆汤。(《伤寒论》第92条)

4. 脉浮而迟，表热里寒，下利清谷者，四逆汤主之。(《伤寒论》第225条)

5. 自利不渴者，属太阴，以其脏有寒故也。当温之，宜服四逆辈。(《伤寒论》第277条)

6. 少阴病，脉沉者，急温之，宜四逆汤。(《伤寒论》第323条)

7. 少阴病，饮食入口则吐，心中温温欲吐，复不能吐。始得之，手足寒，脉弦迟者，此胸中实，不可下也，当吐之。若膈上有寒饮，干呕者，不可吐也，当温之，宜四逆汤。(《伤寒论》第324条)

8. 大汗出，热不去，内拘急，四肢疼，又下利厥逆而恶寒者，四逆汤主之。(《伤寒论》第353条)

9. 大汗，若大下利，而厥冷者，四逆汤主之。(《伤寒

论》第 354 条）

10. 下利,腹胀满,身体疼痛者,先温其里,乃攻其表。温里宜四逆汤,攻表宜桂枝汤。(《伤寒论》第 372 条）

11. 呕而脉弱,小便复利,身有微热,见厥者难治,四逆汤主之。(《伤寒论》第 377 条）

12. 吐利汗出,发热恶寒,四肢拘急,手足厥冷者,四逆汤主之。(《伤寒论》第 388 条）

13. 既吐且利,小便复利,而大汗出,下利清谷,内寒外热,脉微欲绝者,四逆汤主之。(《伤寒论》第 389 条）

二、功效主治

【功效】元阳虚衰,阴寒内盛。

【主治】阳虚寒盛厥逆证。四肢厥逆、无热恶寒、神疲困倦、下利清谷,脉沉微细,舌色淡红或紫而青滞或无苔而中心淡黑,或舌质娇嫩而胖大等。

三、研方心得

（一）四逆少阴回寒厥,附子干姜补火阳

四逆汤作为伤寒少阴病的开篇方剂,主要用以治疗元气衰微,阴寒内盛的危重证候,本方以回阳救逆为治疗原则,但随着后世医家的不断深入,将其以补火助阳之法不断发扬,可应用于临床各种阴寒之证。附子首载于《神农本草经》,其味辛咸苦、气温,入足太阴脾、少阴肾二经,暖水燥土,泻湿除寒,行中焦而温脾,入下焦而暖肾,补垂绝将熄火种,续将断之阳根。干姜首载于《神农本草经》:"味辛温,主胸满咳逆上气,温中,止血,出汗逐风湿痹。"《喻选古方试验》云:"干姜能发阳气直至巅顶之上,附子能生阳气于至阴之下,故仲景治伤寒四逆等汤并用。"干姜入脾胃经,温补后天之本,守而不走,附子入肾经,助益先天命门之火,走而不守,二者相辅相成,相得益彰,因此可广泛应用于属于脾肾阳虚的各系统疾病。

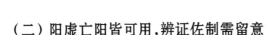

（二）阳虚亡阳皆可用，辨证佐制需留意

本方不仅用于亡阳危症，对于脾肾阳虚轻证也可以应用，这就需要见微知著的功夫。对于辨证要审清，辨汗：阳虚的患者，其汗出较甚，量多而无味，动则益甚；若汗出而濡，味浓，多属阴虚或湿热所致，不是本方的适应证。辨尿：小便清长或清冷是阳虚有寒的特点；若小便色黄味浓，多为有热的表现。辨便：阳虚患者的大便，或质稀不成形，或成形但极易排出，水冲易散，无味；若见大便黏滞不爽，或大便挂盆，难以用水冲净，则多为湿热所致。而在治疗这些症状时要注重佐制的问题，所谓制其峻烈之性，就是使温阳药物的作用缓和而更持续，不是一发而已。如果温阳药物的作用一发而已，在四逆汤证时就会出问题。因此在服四逆汤时可以用冷服的办法，这也是一种反佐的办法。反佐是在邪气太盛时，为了防止用药治疗过程中可能发生的格拒不入现象时，所采取的"甚者从之"的方法。在治疗寒证时，为了避免药物与病气相格拒，即热服药物时引起的吐泻，也常采取冷服的方法，这也是反佐的一种。

（三）四逆汤中附草姜，回阳救逆第一方

四逆汤是《伤寒论》中回阳救逆第一要方，回阳救逆主要体现了心肾阳虚。所以临床上症见患者肾阳不足，四肢厥逆。因此常重用附子和干姜来温阳，用甘草补气，有的还加人参。附子大辛大热，其纯阳之性温肾回阳，祛寒救逆。"附子辛热，直走下焦，大补命门之真阳，故能治下焦逆上之寒邪，助清阳之升发而腾达于四肢，则阳回气暖而四肢无厥逆之患矣"。干姜辛热，温中散寒，助阳通脉；附子、干姜同用，可温壮脾肾之阳，祛寒救逆。炙甘草用意有三：一是固护阴液，缓姜附燥烈之性；二是缓附子之毒；三是温健脾阳，调中补虚。三药合用，药简力专效宏，共奏温补脾肾、回阳救逆之功。

（四）适用人群

阴寒体质，常觉得周身逆冷，大便常稀薄，体形偏胖、体质虚弱、肌肉偏松、皮肤干燥、阳气素虚者，面色晦黯或黯黄，缺乏光泽，或有浮肿貌，目睛无神，精神萎靡，面带倦容，唇色黯淡干枯，舌质胖淡而黯，苔白润，或年老者，或久病者，在疲劳、精神刺激、寒冷、失血、发热等诱因作用下，也可以出现四逆汤证。

四、临床应用

(一)个人验案

患者李某,69岁,于2018年1月就诊,患者两年前迁至三亚居住,平素长期生活在空调环境中,半年前开始出现神差、嗜卧、畏寒等症状。自觉四肢不温,头常冷痛。一旦感冒,便迁延不愈。纳可,二便可,夜眠欠佳。舌质淡,舌体偏胖,苔薄白,脉微细。辨证属于少阴病,心肾阳虚之寒厥证,治当温肾助阳,予以四逆汤。

处方:白附片(先煎)10g、炙甘草15g、干姜20g。5剂,水煎服。

按语:《伤寒论》云:"少阴之为病,脉微细,但欲寐也。"结合患者四诊,辨证属少阴病,故予以四逆汤回阳救逆。患者高龄一身之阳本就衰微,平素生活于空调环境,考虑阳气进一步受损。阳虚,故精神状态差、畏寒肢冷,长期气血运行不畅,不通则痛,且头为诸阳之本,故可见头冷痛。方中附子温补真阳,壮君火,干姜温中散寒,回阳通脉,炙甘草既可调和药性,亦可和中缓急,助阳通脉,此处取原方三味药,使得药物精炼,直攻病之根本,真阳恢复,祛寒外出,患者自述服药后,四肢渐温,睡眠得安。

(二)名家医案

1. 王付医案[①]　患者某男,38岁,郑州人。2014年4月14日初诊。主诉:有多年失眠病史,近因失眠加重前来诊治。刻诊:失眠多梦,心悸,倦怠乏力,咽中似有痰阻,头晕目眩,怕冷,舌质淡,苔白略腻,脉沉弱。西医诊断:神经衰弱。中医诊断:不寐。辨为心阳虚弱,痰扰心神证。治当益气温阳,化痰安神。给予四逆汤与安神定志丸合方加味:红参10g,茯苓20g,远志10g,石菖蒲5g,龙齿5g,生川乌5g,干姜5g,酸枣仁45g,炙甘草6g。6剂,第1次煎35分钟,第2次煎30分钟,合并药液,每日1剂,每天分3服。4月21日二诊:怕冷、心悸好转,以前方6剂。4月28日三诊:失眠减轻,以前方6剂。5月5日四诊:心悸止,失眠多梦较前有好转。5月12日五诊:诸证基本消除,以前方治疗40余剂。随访1年,一切尚好。

---

① 王付.学用四逆汤方证的思考与探索[J].中华中医药杂志,2017,32(2):635-637.

按语:根据心悸、倦怠辨为气虚,再根据怕冷、舌质淡辨为阳虚,因咽中似有痰阻、苔腻辨为痰,以此辨为心阳虚弱,痰扰心神证。方以四逆汤温阳散寒;以安神定志丸益气化痰安神,加酸枣仁养心安神。方药相互为用,以取其效。

2. 郑钦安医案[①] 陈某,男性,72岁,退休职工,因"发热1天余"于2017年6月8日到门诊就诊。患者自诉发病前1日在无明显诱因情况下出现发热且呈阵发性,最高体温达到39.2℃,并伴有轻度咽痛、流涕及咳嗽。患者食纳一般,夜寐欠安,小便黄,大便正常,既往病史无特殊。舌质黯、苔白,脉数,双手尺脉沉取均不过尺,中取脉撞关散,轻取寸脉略有。血常规示白细胞9.12×10^9/L,中性粒细胞84.1%。中医诊断:外感发热。西医诊断:上呼吸道感染。辨证属寒邪内踞、虚阳外浮,治宜破寒回阳。处方四逆汤:制附片30g,干姜40g,炙甘草50g。5剂,3味药同煎煮开60分钟以上,分2次服用。发热时每日2剂,分4次服用。服药近36小时后热全退,仍有少许流涕及咽部不适,改为每日1剂,3日后痊愈。

按语:患者发热病程短伴有外感症状,但患者双手尺脉沉取不过指,提示下焦不通且有寒邪内阻,脉中取撞关散,提示下焦元气升发至中焦后即发散向上,为虚火,舌质黯、舌苔白亦提示有寒邪,轻度咽痛提示有热象。四逆汤中附子大辛大热,温通下焦;干姜辛温,辅佐附子荡涤寒邪;炙甘草性平味甘,固藏真火,三者合而发挥破内寒、去上焦虚火的作用。此例虽与郑钦安文献中记载病情不尽相同,但病机是基本一致的,故应用四逆汤收到疗效。患者发热可加大四逆汤使用剂量,加强破寒力度,尽快祛除寒邪,寒去则热必自止。笔者在此的经验是,类似这种因内寒导致的发热,四逆汤用量增加一半(每天服用1付半)或者1倍(1日服用两付),往往可在1~2日内解除发热症状。

(三) 临床应用

1. 复发性口腔溃疡[②] 王某,男,48岁,2009年10月2日初诊。患者患口腔溃疡30余年,疼痛影响进食。曾用中西药治疗,病情未获改善。症见:口腔黏膜、舌尖部有多处溃疡面,从米粒到黄豆大小不等。舌淡苔白,脉细微。证属阴寒偏盛,阳虚上浮。治宜温补肾阳,引火归原。方用四逆汤加味:制附子60g,干姜60g,炙甘草60g,肉桂10g,煅牡蛎20g,黄芪15g,桃仁10g,红花

① 庄灿,李红,孙云广. 郑钦安扶阳理论运用四逆汤之体会[J]. 中国中医基础医学杂志,2018,24(9):1319-1321.
② 俞海峰. 四逆汤临床应用[J]. 西部中医药,2011,24(10):63-64.

10g。服药 3 剂后患者疮面基本愈合,为巩固疗效再进 9 剂,多年口腔溃疡得以痊愈。

2. 带状疱疹[①]　常某,女,69 岁,主因"左腰背部水疱伴疼痛 20 天"于 2016 年 8 月 31 日就诊。患者 20 天前左腰背出现水疱,伴有疼痛,前医口服盐酸伐昔洛韦片、阿奇霉素肠溶片、百癣夏塔热胶囊、元胡止痛滴丸、疏风解毒胶囊及中药龙胆泻肝汤,外用炉甘石洗剂及针灸治疗等,水疱结痂,疼痛缓解不明显来诊。现症:前腹部、后腰部疼痛,夜间疼痛明显,疼痛时伴有汗出多,无发热,纳可,怕冷,眠差,小便不黄,偶有口干,局部结痂,舌黯红苔黄白厚,脉沉。诊断:带状疱疹,证属阳虚气滞夹湿,方用四逆汤合牵正散加减治疗。处方如下:制附子 9g,干姜 6g,茯苓 12g,赤芍 12g,炒苍术 18g,僵蚕 12g,蝉蜕 9g,制白附子 5g,全蝎 5g,蜈蚣 3g,桃仁 12g,炒莱菔子 12g,甘草 3g。5 剂,颗粒剂,日 1 剂,早晚开水冲服。配合青鹏软膏(市售成药)外用。患者 2016 年 9 月 2 日特来门诊相告,服药 1 剂后疼痛减八成,无夜间疼痛现象,无汗出,能安睡,服药 2 剂后,疼痛完全消失,自行停药,并表示万分感谢。临床痊愈。

3. 面疮(痤疮)[②]　苏某,女性,25 岁,因"面部反复痤疮发作十余年"于 2017 年 3 月 24 日到门诊就诊。自诉于小学阶段开始出现面部痤疮,起初未系统诊治,到大学阶段曾服用过中药治疗,面部痤疮时有反复。症见面部持续痤疮,无瘙痒及渗出,工作劳累后或月经前加重。另外从高中一年级开始出现痛经,疼痛随年龄逐渐加重至无法正常工作学习,月经色略暗并伴有血块。食纳可,夜寐安,二便调,舌质淡,薄白苔,双手脉沉取不过尺,中取左侧不过关,停于关前,轻取双侧寸脉略有。辨证属寒邪内阻、格阳于外,治宜温通经脉、收敛浮火。处方四逆汤:制附片 30g,干姜 40g,炙甘草 50g。每天 1 剂,3 味药同煎煮开 60 分钟以上后分 2 次服用。同时嘱患者坚持有氧运动,晚上不熬夜。服用 2 周后痤疮逐渐减少,但劳累后或月经前仍有反复,行经腹痛逐步减轻。服药至 8 周面部痤疮较前改善明显,痛经程度亦大幅减轻。

4. 帕金森综合征[③]　王某,女,48 岁,2002 年 10 月 5 日初诊。患者述 6 个月前,因上肢颤动到某医院就诊,诊为帕金森综合征。住院治疗 3 个月,因疗效不佳出院。服用多种中西药效不显。诊见:表情淡漠,双手静止性震颤,

① 余晖,蔡念宁,高建忠.仲景方治疗带状疱疹 5 例[J].光明中医,2017,32(24):3619-3621.
② 庄灿,李红,孙云广.郑钦安扶阳理论运用四逆汤之体会[J].中国中医基础医学杂志,2018,24(9):1319-1321.
③ 宋述财.四逆汤治验 2 则[J].新中医,2004(8):69.

语言微弱,不敢走路,心悸,面色苍白,纳差,舌淡胖、苔薄白,脉细无力。证属阳气虚衰,阴寒内盛。方用四逆汤加味。处方:干姜、白芍各 5g,制附子 20g,炙甘草、桂枝、荆芥、党参各 10g,细辛 3g,茯苓 30g。水煎服,每天 1 剂,分 2 次服。3 剂后双手静止性震颤消失,可走路及跑步,怕冷减轻。继服 3 剂,诸症消失。用陈夏六君子汤 20 剂调理。随访 1 年未复发。

(四)临床研究

1. 椎-基底动脉供血不足[①] 令亚琴等对椎-基底动脉供血不足患者,应用常规治疗手段合四逆汤胶囊治疗 60 例,症状完全缓解 54 例(90.0%),明显缓解 2 例(3.3%),轻微缓解 3 例(5.0%),无效 1 例(1.7%)。而对照组常规治疗 60 例,完全缓解 15 例(25.0%),明显缓解 18 例(30.0%),轻微缓解 25 例(41.7%),无效 2 例(3.3%)。治疗前后四逆汤组血流流变学和血脂指标有明显改善。表明四逆汤对椎-基底动脉供血不足有较好的治疗作用。

2. 冠心病心绞痛[②] 将 102 例患者随机分为治疗组和对照组,各 51 例。治疗组给予四逆汤加味,对照组给予硝苯地平缓释片、异山梨酯、肠溶阿司匹林等。记录两组治疗前后症状及指标变化。治疗组的心功能指标在治疗前后有显著改善,且其中每搏输出量(SV)、射血分数(EF)与对照组治疗后比较有显著性差异。治疗组降低血清总胆固醇(TC)、血清高密度脂蛋白胆固醇(HDL-C)、低密度脂蛋白胆固醇(LDL-C)作用明显优于对照组。结论:四逆汤加味对改善心功能、调节血脂代谢有明显治疗作用,有助于提高远期疗效。

3. 肩周炎[③] 将 150 例肩周炎患者随机分为 3 组,当归四逆汤组 50 例,予当归四逆汤治疗,葛根汤组 50 例,予葛根汤治疗,双氯芬酸二乙胺乳胶剂组 50 例,予双氯芬酸二乙胺乳胶剂治疗,并辅以适当推拿治疗,3 组均 10 日为 1 个疗程,治疗 3 个疗程后比较 3 组疼痛疗效,观察 3 组视觉模拟评分法(VAS)评分、肩关节功能评分变化。当归四逆汤组总有效率高于葛根汤组、双氯芬酸二乙胺乳胶剂组(P<0.05),当归四逆汤组疗效优于葛根汤组、双氯芬酸二乙胺乳胶剂组。

---

① 令亚琴,王颖,刘昕.四逆汤治疗椎-基底动脉供血不足的疗效观察[J].中国药理与临床,2004,20(5):44-45.
② 胡瑞.四逆汤加味对心绞痛型冠心病心肌收缩力影响的临床研究[J].天津中医药,2004,21(1):28.
③ 王永伏,吕大鹏,孙国锋.当归四逆汤治疗肩关节周围炎 50 例临床观察[J].河北中医,2015,37(12):1839-1842.

4. **小儿肠炎**[①]　为观察四逆汤联合针刺治疗小儿急性肠炎的临床疗效，将 86 例肠炎患儿按照随机数字表法分为观察组和对照组，每组各 43 例。对照组给予针刺治疗，观察组在此基础上联合四逆汤治疗。比较两组患儿的临床疗效、临床症状恢复情况及治疗前后中医证候积分情况，检测两组患者治疗前后 IL-6、IL-17、CRP、PCT。结果显示：观察组患儿有效率为 97.67%，高于对照组的 71.40%；两组患儿治疗后中医证候积分及白细胞介素 -6（IL-6）、白细胞介素 -17（IL-17）、C 反应蛋白（CRP）、降钙素原（PCT）含量均低于治疗前，且观察组低于对照组；观察组患儿腹泻停止时间、体温恢复正常时间、恶心呕吐停止时间、住院时间均低于对照组，差异有统计学意义。

附1　名家论述

1.《伤寒明理药方论》(成无己)　此汤申发阳气，却散阴寒，温经暖肌，是以四逆名之。甘草味甘平，《内经》曰"寒淫于内，治以甘热"，却阴扶阳，必以甘为主，是以甘草为君；干姜味辛热，《内经》曰"寒淫所胜，平以辛热"，逐寒正气，必先辛热，是以干姜为臣；附子味辛大热，《内经》曰"辛以润之"，开发腠理，致津液通，气也，暖肌温经，必凭大热，是以附子为使，此奇制之大剂也。四逆属少阴，少阴者，肾也，肾肝位远，非大剂则不能达，《内经》曰"远而奇偶，制大其服"，此之谓也。

2.《伤寒论集注》(张志聪)　夫元气发原于下，从中上而达于四肢。脉沉乃生气不能从下而中，故用下焦之附子配中焦之炙草、干姜；若中焦为病而生原无恙者，止用理中丸而不必附子矣。后人有附子无干姜则不热，得甘草则性缓之说。此撰不经之语而贻误后昆者也。如当急用附子而先以桂试之者，亦误事匪浅。

3.《医方集解》(汪昂)　此足少阴药也。寒淫于内，治以甘热，故以姜、附大热之剂，伸发阳气，表散寒邪（附子生用亦能发表）。甘草亦补中散寒之品，又以缓姜附之上僭也（甘草为君，干姜为臣，附子为使）。必冷服者，寒盛于中，热饮则格拒不纳，经所谓热因寒用，又曰治寒以热，凉而行之是也。

4.《千金方衍义》(孙思邈)　四肢为诸阳之本，故能运动不息，今因阳气乖离，所以四肢厥冷。用黑附子温补下焦之真阳，干姜温散中焦之寒逆，甘草

① 刘华,蔡晓书.四逆汤联合针刺治疗小儿急性肠炎 43 例[J].河南中医,2019,39(7):1020-1023.

温养三焦之元气,为直中阴寒之专药。

5.《古方选注》(王子接) 以生附子、生干姜彻上彻下,开辟群阴,迎阳归舍,交接于十二经。反复以炙草监之者,亡阳不至于大汗,则阳未必尽亡,故可缓制留中,而为外召阳气之良法。

6.《医宗金鉴》(吴谦) 方名四逆者,主治少阴中外皆寒,四肢厥逆也。君以炙草之甘温,温养阳气;臣以姜附之辛温,助阳胜寒;甘草得姜、附,鼓肾阳,温中寒,有水中暖土之功;姜、附得甘草,通关节,走四肢,有逐阴回阳之力。肾阳鼓,寒阴消,则阳气外达而脉自升,手足自温矣。

7.《医学衷中参西录》(张锡纯) 干姜为温暖脾胃之主药,伍以甘草,能化其猛烈之性使之和平,更能留其温暖之力使之常久也。然脾胃之温暖,恒赖相火之壮旺,附子色黑入肾,其非常之热力,实能补助肾中之相火,以厚脾胃温暖之本源也。方名四逆者,诚以脾主四肢,脾胃虚寒者,其四肢常觉逆冷,服此药后,而四肢之厥逆可回也。

附2 类方鉴别(见表12)

表 12 四逆汤类方鉴别

方名	原文	病机	症状	组成	治则
四逆汤	少阴病,脉沉者,急温之,宜四逆汤	心肾阳虚厥逆	阳虚欲脱,冷汗自出,四肢厥逆,下利清谷,脉微欲绝	干姜、甘草、附子	温中祛寒,回阳救逆
通脉四逆汤	少阴病,下利清谷,里寒外热,手足厥逆,脉微欲绝,身反不恶寒,其人面色赤,或腹痛,或干呕,或咽痛,或利止脉不出者,通脉四逆汤主之。 下利清谷,里寒外热,汗出而厥者,通脉四逆汤主之	阴寒内盛,格阳于外	下利清谷,手足厥逆,脉微欲绝,汗出淋漓,其人面色赤,或腹痛,或干呕,或咽痛	干姜、甘草、附子	扶阳抑阴,通达内外

续表

方名	原文	病机	症状	组成	治则
通脉四逆加猪胆汁汤	吐已下断,汗出而厥,四肢拘急不解,脉微欲绝者,通脉四逆加猪胆汁汤主之	阳亡阴竭,阴阳阻格	吐下之后,吐无可吐,利无可利,更见汗出而厥,四肢拘急不解,脉微欲绝	干姜、甘草、附子、猪胆汁	回阳救逆,回阳和阴
白通汤	少阴病,下利,白通汤主之。 少阴病,下利,脉微者,与白通汤	阴寒内盛,格阳于上	少阴病,下利清谷,或下利不止,四肢厥逆,脉微欲绝,或厥逆,无脉、恶寒、呕、面赤心烦。舌质淡,苔白滑	干姜、葱白、附子	破阴回阳,温补心脾而止利
甘草干姜汤	伤寒脉浮,自汗出,小便数,心烦,微恶寒,脚挛急,反与桂枝,欲攻其表,此误也,得之便厥。咽中干,烦躁,吐逆者,作甘草干姜汤与之	阴阳两虚,复感外邪	厥逆、脚挛急、烦躁、吐逆、脉浮、自汗出、微恶寒	甘草、干姜	扶阳解表
附子汤	少阴病,得之一二日,口中和,其背恶寒者,当灸之,附子汤主之。 少阴病,身体痛,手足寒,骨节痛,脉沉者,附子汤主之	肾阳虚衰,寒湿内盛	背恶寒,四肢冷,身体骨节疼痛,口中和,舌质淡,苔白滑	附子、茯苓、人参、白术、芍药	温经助阳,散寒化湿

第十三章 乌梅丸

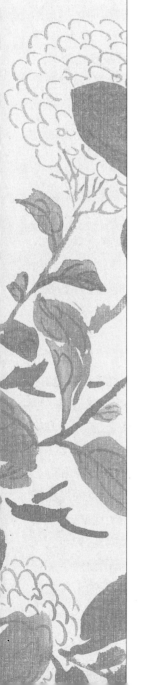

一、经典原文

1. 伤寒,脉微而厥,至七八日肤冷,其人躁,无暂安时者,此为藏厥,非蛔厥也。蛔厥者,其人当吐蛔。今病者静,而复时烦者,此为脏寒,蛔上入其膈,故烦,须臾复止,得食而呕,又烦者,蛔虫闻食臭出,其人常自吐蛔。蛔厥者,乌梅丸主之。又主久利。(《伤寒论》第 338 条)

2. 蛔厥者,当吐蛔,令病者静而复时烦,此为脏寒,蛔上入其膈,故烦,须臾复止,得食而呕,又烦者,蛔闻食臭出,其人常自吐蛔。蛔厥者,乌梅丸主之。(《金匮要略·趺蹶手指臂肿转筋阴狐疝蛔虫病脉证治》)

二、功效主治

【功效】温脏安蛔。

【主治】①蛔厥证:腹痛时作,手足厥冷,烦闷呕吐,时发时止,得食即吐,常自吐蛔。②久泻久痢。

三、研方心得

(一)历代医家论乌梅,肝热中郁脾肾寒

《伤寒论》原方将乌梅丸描述为治疗寒厥吐蛔之方,清朝以后,乌梅丸方证理论已经得到极大的丰富。陈慎吾则认为厥阴病是里虚而寒热错杂,其中有属于上热下寒者,有属寒热胜复者,而不是寒热相结,他认为"消渴、气

上撞心、心中疼热、饥不欲食"是上热之证;而"食则吐蛔、下之利不止"为下寒之证,并认为证属上热下寒,病属肝胃疾患。张锡纯则认为乌梅丸不是脾胃虚寒,而是肝气太旺,土为木伤,中气易离,脾胃之气已伤尽,所以有除中之危象。至于下利,他认为不一定是因为脏寒,而是因为伏气化热,窜入肝经,遏抑肝气太过,能激动其疏泄之力上冲,也能激动其疏泄之力下注以成利。更有学者从气机升降异常入手,认为中气郁则升降反作,肝木本以升发为性,而土气下陷致肝木生意不遂,故肝木郁怒化热,出现肝热等上热症状,如心烦、口干苦、头晕等;木为水火之中气,病则土木郁迫,水火不交,而出现脾肾虚寒等下寒症状,如畏寒、四肢不温、便溏等;中气郁加之肝木克土,导致脾虚生湿,风动而生疏泄,出现食欲不振、口干、呕恶、腹痛、神疲乏力等。很好地解释了乌梅丸证肝热、中郁、脾肾寒的病机。

（二）肝肾亏虚莫相忘,本是同源切勿过

原方大用细辛、附子、姜、桂等温肾助阳之品,可见患者往往见肾阳不足,相火亏虚之证,肝肾同源,故肝之气力不足,无以调节阴阳之气相互顺接,这也是厥阴病常在夜半阴阳相交时发作的重要原因,《素问·玉机真脏论》岐伯曰:"其气来实而强,此谓太过,病在外,其气来不实而微,此谓不及,病在中。"由"其气来不实而微,此谓不及"可知乌梅丸证为肝之阳气虚弱的脉象,即脉弦按之无力。

（三）乌梅丸方潜力足,加减化裁功用全

在明清时期,由于瘟疫盛行,温病学术的进展飞速,叶天士在《伤寒论》寒热交错时善用乌梅丸,常化裁此方以酸甘化阴、酸苦泻热法治疗温热病热入厥阴少阴之证,以泻肝安胃法治疗肝木乘土之呕吐、胃痛、泄泻诸证,扩大了乌梅丸的使用范围。全方酸收息风,辛热助阳,酸苦坚阴,寒热温凉,温清补益,攻补兼施,诸药配伍,并行不悖,燮理厥阴阴阳寒热虚实,使之归复于平和。如内脏经脉相传而致厥阴经脉证之眩晕、头痛、发痉、麻痹、胸痛;手足同经相传之昏厥、烦躁、癫痫、失眠、郁证、狂证;下焦肝肾同属冲任之痛经、崩漏、月经不调、奔豚、白带、不孕等证,只要诊断其证属厥阴阴阳错杂,肝风内动,皆可用乌梅丸,取得异病同治的效果。吴鞠通还在此基础上加减化裁出了治疗暑热深入下焦,劫伤肝肾之阴的连梅汤方;治疗中焦为湿热所困,暑邪耗灼下焦之阴

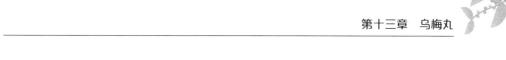

的椒梅汤方;治疗脾胃湿热内困,肝阴不足,虚热内生的减味乌梅丸方。

(四) 适用人群

精神神经类症状,此类患者常伴有情绪低沉、疲乏气短、易紧张、敏感、烦躁、焦虑、烘热、头痛或失眠等症状;上消化道症状,如嗳气、呃逆、反酸、胃痛、腹胀、嘈杂、胁痛等;寒热错杂症状,既有心中烦躁、口干、口苦、反复口腔溃疡发作、目赤、小便黄等热证表现,同时又有畏寒、手足厥冷且尤以下半肢常年怕冷为显,大便溏泻等寒证表现;脉弦虚大或沉弦细。

四、临床应用

(一) 个人验案

张某,女,于 2019 年 10 月 15 日初诊。患者恶寒汗出如油,上身尤甚,脘腹胀满肠鸣,腹部自觉有包块,足跟痛,双下肢厥冷,肢体酸重,舌质淡红,津润苔薄,脉沉。

处方:细辛 5g、干姜 5g、人参 10g、黄柏 7.5g、黄连 5g、蜀椒 7.5g、当归 25g、黑顺片 10g、肉桂 5g、神曲 15g、山茱萸 10g、五味子 10g、苍术 10g、泽泻 15g、熟地黄 10g、木香 10g。7 剂,水煎服。

复诊:汗出恶寒减轻,现周身微汗出,疼痛,胃脘部胀闷、痞塞减轻,双下肢厥冷、酸重,舌质红,苔微黄,脉滑而沉。原方去泽泻、木香、熟地黄、神曲,减轻细辛、干姜、黄连、蜀椒药量,加柴胡 10g,桔梗 15g,槟榔 15g,紫苏叶 15g,五味子 10g,山茱萸 10g。

按语:该患者属上热下寒的水饮病,其热象为汗出如油;寒象为双下肢厥冷、舌象津润等,方用乌梅丸加交泰丸加减以解寒热错杂,交通心肾引火归原,底方基础上配五味子、山茱萸收敛固涩,防津液外泄,神曲、泽泻健脾利水渗湿,木香行气止痛,熟地黄养血补虚,诸药合用起到寒热同调,邪正兼顾,清上温下之功效。

后复诊察其舌象微黄,恐热盛,遂减原方热性药物药量;首诊症状均明显减轻,遂以原方为基础加减,加柴胡疏泄解郁以利三焦水道,加槟榔、紫苏叶、桔梗利水,使邪有所去。

（二）名家医案

1. 刘沈林医案[①] 患者,女,62 岁。初诊:2017 年 1 月 16 日。患者患慢性溃疡性结肠炎 6 年余,久泻,时作时止,发作时果酱色脓血便较多。近 2 个月来,患者自觉右下腹隐痛,得温则减,肠鸣,肛门坠胀,大便溏而不爽,夹有大量黏液,每日 5~6 次,胸胁胀满不舒,食纳一般,夜寐差,面色黯红,舌质红,苔薄黄而腻,脉细弦。其病机为虚实并见、寒热错杂。治以温运脾阳、清肠化湿。方选乌梅丸加减。处方:炒党参 15g,炒白术 10g,炮姜 3g,制附片 5g,炙乌梅 10g,白芍 10g,地榆炭 15g,煨木香 5g,川黄连 3g,陈皮 6g,炙升麻 5g,炙甘草 3g。14 剂,日 1 剂,水煎服。2 诊:2017 年 2 月 14 日,患者腹痛较前缓解,大便渐已成形,便次减少,夹有少量黏液,带少量血丝,纳差,夜寐尚可,舌质红,苔薄黄,脉细。原方加焦山楂 15g,焦神曲 15g。14 剂,日 1 剂,水煎服。3 诊:2017 年 3 月 7 日,患者腹痛已止,大便较实,黏液消失,纳食增加。2017 年 2 月 14 日原方继进。14 剂,日 1 剂,水煎服。后为巩固疗效,以此方加减调治 2 个月余,至今未复发。

*按语:*慢性溃疡性结肠炎其病变主要累及大肠黏膜和黏膜下层,属于慢性非特异性炎症性疾病。本案患者久泻 6 年,病属顽疾。腹部畏寒隐痛、大便不成形,但面色及舌质偏红,辨证为虚实并见、寒热错杂。盖因长期泄泻导致脾弱不振,运化无权,肠腑功能失常,湿热积滞未清,从而出现寒热错杂之证。故治以温运脾阳、清化湿热,佐以行气导滞。刘教授以乌梅丸为主方进行加减化裁,取得良效。方中用党参、白术、附子、炮姜温运脾阳,黄连、地榆炭苦寒清泄,乌梅、白芍酸敛止泻,木香、陈皮行气导滞,升麻升清,山楂、神曲健脾消食。全方灵活地体现了乌梅丸的组方特点。患者服药 2 周后症状即改善,前后调理 5 个月余,而病情渐趋稳定。

2. 郑启仲医案[②] 吕某,女,6 月,2015 年 4 月 6 日初诊。腹泻一月余。大便每日 3~5 次,呈黄色糊水样便,近一周来腹泻加重,大便 6~8 次,时夹脓血,母乳喂养,吃奶可时有烦躁哭闹,面色黄,手足稍凉,指纹紫滞,肛周红,舌淡红,苔腻微黄,脉无力。中医诊断:泄泻。辨证:寒热错杂,邪陷厥阴。治法:

① 翁蕾,刘沈林,邹玺 . 刘沈林教授应用乌梅丸治疗难治性肠病验案 2 则[J]. 中医药导报,2018,24（21）:132-133.
② 葛国岚,韩雪,孙凤平,等 . 郑启仲教授运用经方治疗寒热错杂类儿科疾病经验探讨[J]. 浙江中医药大学学报,2018,42（2）:114-117.

缓肝调中,清上温下。方药:乌梅 10g,黄连 3g,黄柏 6g,附片 3g,干姜 3g,肉桂 3g,细辛 3g,花椒 3g,人参 5g,当归 10g。中药颗粒剂,1 剂分 3 天服,1 天服 2 次。4月9日复诊:上药服后大便次数减少,每日 3~4 次,肛周红肿好转,舌淡红,苔白腻。守方 2 剂,服用同上。4月15日三诊:大便每日 1 次,肛周不红,舌淡红,苔薄白。与附子理中汤加黄连,2 剂,诸症皆愈。

按语:本病患儿邪陷厥阴肝经,肝藏相火,郁而化热,则烦躁哭闹,郁热循肝经至阴器,见肛周红肿、疼痛;肝失疏泄,肝木伐土,则脾胃失和,清阳不升致泄泻而相火内郁不能外达,则四肢冷;肝肾同源,同寄相火,肝阳内郁,致肾阳不足,温煦无力,清阳不升,则久泄。证属上热下寒。方中辛热、寒苦之药杂用,有清肝经之热、温脾肾之寒之功,且有升降气机之效。以黄连之苦,以通寒格,参姜之温,以复正气而逐阴也。此方可用于儿科久泄、久利见脾肾虚寒、肝经湿热之证。脾肾虚寒之象可见纳少、肠鸣、腹胀、呕吐、肢凉、脉沉细,肝经湿热之象可见腹痛、口苦、咽干、便下黏液、赤白利、肛周红肿、苔黄腻。临证用原方常可取佳效,亦可据寒热虚实轻重,调整寒凉药黄连、黄柏,温热药干姜、附子、细辛、花椒,补益药人参、炙甘草用量。

3. 扈有芹医案[①] 张秀华,女,77 岁。2017 年 12 月 21 日初诊。主诉:活动后胸闷,气短不适。既往史:去年 10 月因胸闷症状就诊于当地医院,诊断为冠心病,行冠状动脉支架植入术,术后症状未见根本改善,口苦、口干欲饮,下肢冷,汗出多,寐差,舌黯红苔白腻,脉弦按之无力。诊断为胸痹心痛(肝阳虚馁证)。拟方:乌梅丸加减。处方:乌梅 6g,细辛 4g,黄连 9g,炮附子 12g,川椒 5g,桂枝 10g,干姜 5g,党参 12g,黄柏 3g,桂枝 10g,当归 12g,黄芪 10g。14 剂(颗粒剂)。日 1 剂,分 2 次,温开水冲服。2018 年 1 月 5 日二诊:14 剂尽服,胸闷症状已不著,诉大便难,四肢无力,脉弦缓稍减,舌黯苔略腻。守上方,加肉苁蓉 10g、巴戟天 12g,颗粒剂 7 剂,日 1 剂,分 2 次,温开水冲服。2018 年 1 月 13 日三诊:胸闷症状较前明显缓解,劳累后仍偶有气短,未诉大便异常,脉弦缓稍减。守上方,桂枝加至 15g,黄芪加至 15g,颗粒剂 5 剂。嘱其避免过度劳累,避风寒,清淡饮食。后随访,患者诉诸症均减,心电图提示缺血明显改善。

按语:弦主肝,脉沉无力主阳虚,因肝虚寒,生发之气不足,肝阳不能上行助君火,则寒气闭阻心脉,不通则痛。症见口苦,口干欲饮,寐差,乃热郁于上;

---

① 王策,扈有芹.扈有芹运用乌梅丸治疗冠心病经验[J].江西中医药,2019,50(438):29-30.

下肢冷、舌黯乃寒寄于下,此为上下寒热错杂之象。故投之以乌梅丸寒热并投,振奋肝阳,助肝疏泄,加用黄芪益上焦宗气,合桂枝以祛胸中寒邪。二诊,患者症略减,仍诉大便难,四肢痿软,盖因患者高龄,肾阳已衰,故加肉苁蓉、巴戟天暖肾,且助肝行事。三诊,患者胸闷好转,仍诉劳累后气短,察脉弦缓稍减,缓亦主阳气不足,且脉沉取稍无力,四诊合参,考虑患者胸中阳气不足,故加大黄芪和桂枝的剂量,以益气活血、通经散寒,暗合仲景黄芪桂枝五物汤之意。

(三)临床应用

1. 干燥综合征[①]　石某,女,43 岁,2018 年 2 月 27 日初诊。1 年前无明显诱因出现口干、眼干,无口腔溃疡,于当地医院就诊,查抗核抗体谱 ANA(+)、抗 SSA(+)、抗 SSB(+)、nRNP/SM(+)。唇腺活检见 1 个淋巴细胞聚集灶,肝肾功能未见明显异常。诊断为干燥综合征。予口服甲泼尼龙片 4mg,每日 1 次,硫酸羟氯喹片 0.1g,每日 2 次。现口干苦,眼干,四肢逆冷,夜寐差,大小便正常,舌红苔黄腻,脉弦细。西医诊断为干燥综合征。中医诊断为燥痹,寒热错杂证。治以寒热并用,温清并举。方用乌梅丸加减。药用乌梅(炒)690g,黄连 240g,干姜 150g,制白附子 90g,桂枝 90g,细辛 90g,黄柏 90g,红参 90g,花椒 60g,当归 60g。制成丸,每次 15g,每天 2 次。同时停用甲泼尼龙片。并嘱畅情志,苦竹水漱口。2018 年 3 月 22 日二诊,口干苦、眼干症状好转,四肢逆冷症状消失,舌淡红苔薄稍黄,脉弦细。嘱继续服用丸剂。

2. 激素依赖型哮喘[②]　王某,女,36 岁,支气管哮喘病史 8 年,每逢气候变化或情绪波动诱发,皮肤过敏原试验阴性。现口服泼尼松 20mg 已半年,减量即复发。其间曾间断喷用沙丁胺醇气雾剂。此次因受凉感冒后哮喘加剧。症见喘憋,不能平卧,咳痰黄白相间,气短,动则汗出,心烦口苦,口唇发绀,腰膝酸软,四肢厥冷,大便干结,二日未行,小便可,舌质黯红,苔薄黄,脉弦细略数。辨证属于哮病(激素依赖型哮喘),肝肾阴虚,肺卫不固,外风引动内风,内外相合,风痰上扰,痰瘀互阻。治疗予以乌梅丸加减。处方如下:乌梅 15g,赤白芍各 10g,当归 10g,太子参 15g,细辛 3g,桂枝 6g,椒目 10g,防风 6g,制附子

① 李芳,冷文飞.冷文飞应用乌梅丸治疗干燥综合征经验[J].实用中医药杂志,2018,34(10):1267-1268.
② 崔红生,范红玲,武维屏.乌梅丸治疗激素依赖型哮喘的疗效机理及临床运用[J].北京中医药大学学报,2000,23(5):63.

6g，黄芩10g，黄柏6g，枳壳6g。水煎服，日1剂。服药6剂后，喘憋减轻，痰色变白易咳出，大便已通畅，守上方减去黄芩，加用黄芪15g、紫苏梗各10g，同时撤减泼尼松5mg。7剂后，诸症均明显减轻，继以上方进退，同时嘱患者慎起居，畅情志，节饮食。约3个月后，泼尼松全部撤掉，病情稳定，随访半年，未再复发。

3. 糖尿病 [①] 李爱梅，女，39岁，2018年1月6日初诊，患者因血糖异常2月余来诊。患者两月前出现血糖升高（具体值不详），现饭前皮下注射胰岛素，空腹控制在6mmol/L。现口干口苦，胸闷，上半身汗出，双下肢发凉，双足麻木刺痛，乏力，纳可眠差，二便调。舌紫苔黄腻，脉弦。既往无其他病史价值。血压：114/85mmHg，心率：101次/min。处方：乌梅30g，当归15g，人参6g，黄连9g，黄柏9g，附子12g，桂枝15g，花椒10g，细辛3g，干姜6g，酸枣仁30g，鸡内金10g，合欢皮15g，半夏15g。日1剂，水煎服，共7剂。

（四）临床研究

1. 腹泻型肠易激综合征 [②] 周玉来等对腹泻型肠易激综合征患者，应用乌梅丸加减治疗67例，其中男23例，女44例；年龄20~59岁；病程1.5~12年。治疗方法给予乌梅丸方加减。1日1剂，用300ml开水冲化，均分2次早晚温服，30日为1个疗程，治疗结束后随访2个月。治疗期间嘱：适冷暖，畅情志，忌食生冷油腻。结果：痊愈41例，显效20例，无效6例，有效率占91.1%。

2. 慢性萎缩性胃炎 [③] 邹世昌用乌梅丸加减治疗78例慢性萎缩性胃炎，结果显示：显效32例，有效38例，无效8例，总有效率89.7%。未见有恶变趋势病例。

3. 胆囊炎 [④] 杨金环通过化裁乌梅丸治疗69例慢性胆囊炎患者，通过B超检测胆囊收缩排空功能，按规定的疗效标准确定胆囊健康状况，临床治愈51例，显效13例，无效5例，总有效率达92.8%。

4. 慢性溃疡性结肠炎 [⑤] 30例慢性溃疡性结肠炎证属寒热错杂型患者，选用乌梅丸加减治疗，10日为1个疗程，3个疗程后观察治疗结果、临床症状

---

① 代晓洁，张娟.张娟老师浅谈厥阴病及乌梅丸证案例举隅[J].世界最新医学信息文摘，2019，19（35）：175-176.
② 周玉来，周芳.乌梅丸方治疗腹泄型肠易激综合征67例[J].中医研究，2009，22（3）：47-48.
③ 邹世昌.乌梅丸加减治疗慢性萎缩性胃炎78例[J].浙江中西医结合杂志，2008，18（3）：175-176.
④ 杨金环.乌梅丸加减治疗慢性胆囊炎69例[J].河南中医，2006，26（1）：73.
⑤ 马奎军.乌梅丸加减方治疗慢性溃疡性结肠炎寒热错杂型30例[J].中医药临床杂志，2011，23（8）：709-710.

和肠黏膜病变改善情况。结果:治愈率30.0%,有效率90.0%,临床各主要症状积分和肠黏膜病变积分治疗前后有显著性差异(P<0.01),明显得到改善。

5. 偏头痛[①]　48例偏头痛患者,分两组治疗,治疗组选用乌梅丸加减治疗,对照组选用口服西药治疗,3个疗程后观察治疗结果、临床症状情况,治疗组有效率91.7%(P<0.05)。

附1　名家论述

1.**《伤寒来苏集》(柯韵伯)**　太阴以理中丸为主,厥阴以乌梅丸为主。

2.**《医宗金鉴》(吴谦)**　柯琴曰:六经惟厥阴为难治,其本阴,其标热,其体木,其用火,必伏其所主,而先其所因,或收、或散、或逆、或从,随所利而行之,调其中气,使之和平,是治厥阴之法也。厥阴当两阴交尽,又名阴之绝阳,宜无热矣。第其合晦朔之理,阴之初尽,即阳之初生,所以厥阴病热,是少阳使然也。火旺则水亏,故消渴气上撞心,心中疼热,气有余便是火也。木盛则生风,虫为风化,饥则胃中空虚,蛔闻食臭而出,故吐蛔,虽饥不欲食也。仲景立方,皆以辛甘苦味为君,不用酸收之品,而此用之者,以厥阴主肝木耳!

3.**《金匮要略浅注》(陈修园)**　盖稼穑作甘,则用培土升木之法,其法悉备于乌梅丸之中也。

4.**《注解伤寒论》(成无己)**　肺欲收,急食酸以收之,乌梅之酸以收肺气;脾欲缓,急食甘以缓之,人参之甘以缓脾气;寒淫于内,以辛润之,当归、桂、椒、细辛之辛以润内寒;寒淫所胜,平以辛热,姜、附之辛热以胜寒;蛔得甘则动,得苦则安,黄连、黄柏之苦以安蛔。

5.**《金镜内台方议》(许宏)**　蛔为阴虫,故知阳微而阴胜,故用乌梅为君,其味酸,能胜蛔;以川椒、细辛为臣,辛以杀虫;以干姜、桂枝、附子为佐,以胜寒气而温其中;以黄连、黄柏之苦以安蛔,以人参、当归之甘而补缓其中,各为使。

---

① 申想荣.乌梅丸加减治疗偏头痛48例[J].湖南中医杂志,2000,16(3):42-43.

附2　类方鉴别（见表13）

表13　乌梅丸类方鉴别

方名	原文	病机	症状	组成	治则
乌梅丸	伤寒，脉微而厥，至七八日肤冷，其人躁，无暂安时者，此为藏厥，非蛔厥也。蛔厥者，其人当吐蛔。今病者静，而复时烦者，此为脏寒，蛔上入其膈，故烦，须臾复止，得食而呕，又烦者，蛔虫闻食臭出，其人常自吐蛔。蛔厥者，乌梅丸主之。又主久利	上热下寒，脏寒蛔厥	蛔厥，久痢，厥阴头痛，症见腹痛下痢、颠顶头痛、时发时止、躁烦呕吐、手足厥冷	乌梅、黄连、黄柏、附子、干姜、桂枝、细辛、蜀椒、人参、当归	温脏安蛔
理中安蛔汤	蛔厥者，其人手足冷而吐蛔也，脏厥者死，阳气绝也。蛔厥虽厥而烦，吐蛔已则静，不若脏厥之躁无暂安时也。病患脏寒胃虚，蛔动上膈，闻食臭出，因而吐蛔，舌燥口干，常欲冷饮浸口不欲咽，蛔上烦躁，昏乱欲死，两手脉沉迟，足冷至膝，甚者连蛔并屎俱出，大便秘而不行，此证虽险，多可救治也，宜加味理中安蛔散乌梅丸治之。病患有寒复发汗，胃中冷必吐蛔	中阳不振，脾胃虚寒	脾胃虚寒，便溏尿清，腹痛肠鸣，四肢不温，舌苔薄白，脉虚缓，蛔虫从口中吐出，或由大便排出	人参、白术、干姜、茯苓、乌梅、花椒	温中安蛔
连梅安蛔汤	肝火入胃，胃热如沸。饥不欲食，食则吐蛔。甚则蛔动不安，脘痛烦躁，昏乱欲死者，此为蛔厥。故以连、柏、椒、梅之苦辛酸法，泻肝救胃为君。佐以雷丸、槟榔专治蛔厥。使蛔静伏而不敢蠕动。或竟使蛔从大便泻出。此为清肝安蛔，止痛定厥之良方	蛔动不安，内扰胃肠，外袭肌膝	清热安蛔，治虫积腹痛，不思饮食，食则吐蛔，甚则烦躁，厥逆且有面赤，口燥，舌红，脉数身热等症	黄连、乌梅、黄柏、使君子、槟榔、川椒、金铃炭、细辛、土茯苓、赤芍	清热安蛔

第十四章　吴茱萸汤

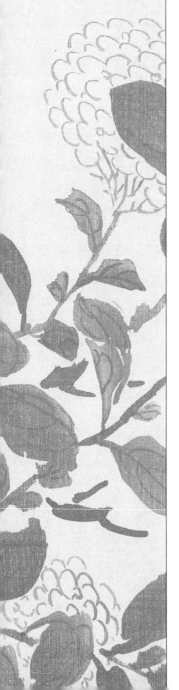

一、经典原文

1. 食谷欲呕，属阳明也，吴茱萸汤主之；得汤反剧者，属上焦也。(《伤寒论》第 243 条)

2. 少阴病，吐利，手足逆冷，烦躁欲死者，吴茱萸汤主之。(《伤寒论》第 309 条)

3. 干呕，吐涎沫，头痛者，吴茱萸汤主之。(《伤寒论》第 378 条)

4. 呕而胸满者，茱萸汤主之。(《金匮要略·呕吐哕下利病脉证治第十七》)

二、功效主治

【功效】温中补虚，降逆止呕。

【主治】①胃寒呕吐证：食谷欲吐，或兼胃脘疼痛，吞酸嘈杂，舌淡，脉沉弦而迟。②肝寒上逆证：干呕吐涎沫，头痛，颠顶痛甚，舌淡，脉沉弦。③肾寒上逆证：呕吐下利，手足厥冷，烦躁欲死，舌淡，脉沉细。

三、研方心得

(一)肝脾胃见寒呕利，一药三病吴茱萸

吴茱萸汤三个主证中，皆为寒象，一为胃中虚寒时，浊阴上逆故见胃脘作痛，食谷欲呕；二为厥阴肝经受寒时，寒邪随经上逆头痛，呕吐；三为脾胃受寒时，阳气不足，胃

118

气不得下降,继而上逆作呕,所以无论吴茱萸汤治疗什么病证,要点就是止呕,又因吴茱萸辛、苦、大热,温中散寒,降逆下气,其"主温中下气止痛",又因其归肝、肾、脾胃经,中温脾胃,下暖肝肾,一药而三病皆宜,故为此方主药,而人参、大枣的补虚和中,生姜的散寒止呕,均为辅助之性。

（二）肝胃虚寒气上逆,病机相同症各异

《伤寒论》中分别在阳明、少阴、厥阴病三篇论述吴茱萸汤证,对比原文,尽管所述症状不尽相同,均用吴茱萸汤,可谓异病同治,即病机相同——肝胃虚寒,冲气上逆。原文中提及:"得汤反剧者,属上焦也。"言外之意,吴茱萸汤证病机为中下二焦。结合其他两条条文,认为此证病机必然以厥阴寒邪太盛为主。肝木犯土,故出现食谷欲呕、吐、干呕等症;肝气夹阴寒浊邪沿经脉上逆颠顶,故现厥阴头痛症状;肝邪下迫,子病传母,则出现少阴病吐利,手足逆冷,烦躁欲死诸证。

（三）少阴厥阴细辨明,脾肾相关水道连

吴茱萸汤方证患者症见呕吐、烦躁、头痛的肝寒犯胃之征象,其脉象往往微细或弦弱之感,厥阴证亦可见,但二者却有不同,《医宗金鉴》记载:"少阴之厥有微甚,厥阴之厥有寒热;少阴之烦躁则多躁,厥阴之烦躁则多烦。盖少阴之病多阴盛格阳,故主以四逆之姜附,逐阴以回阳也;厥阴之病多阴盛郁阳,故主以吴茱萸之辛烈,迅散以通阳也。"少阴病之手足逆冷往往过肘过膝,少阴为一身之元阴元阳,常常全身虚疲,而本方之逆冷,往往只累及手足,或症在肝经循行部位。

李东垣在《内外伤辨惑论》中亦有论述曰:"肾间受脾胃下流之湿气,闭塞其下,致阴火上冲,作蒸蒸而躁热,上彻头顶,旁彻皮毛,浑身躁热。"这里李东垣明确指出了湿土之气下流乘肾的症状。脾主四时之脏,而木旺乘土的客观规律使得湿水参与了部分发病过程,因此在治疗时当见肝之病,知当传脾是也。

（四）适用人群

吴茱萸汤证患者往往为偏寒偏阴的体质,畏寒,秋冬季节手足逆冷,脉沉弦,面色青黑,鼻柱发青,这类患者往往容易晕车,易患头痛、眩晕、青光眼、视神经炎、梅尼埃病及伴有少腹部的消化系统疾病。

四、临床应用

（一）个人验案

李某,2018年3月就诊,患者自述头痛反复发作近1年。症见:前额及颠顶疼痛,干呕,胃痛喜温拒按,神疲倦怠乏力,视物旋转,活动加剧。舌淡、苔白滑,脉弦涩。

中医诊断:头痛病(肝胃寒湿),方以吴茱萸汤加减治疗。

处方:吴茱萸10g、大枣20g、生姜10g、人参10g、党参20g、茯苓10g。5剂,每日1剂,分3次口服。

按语:患者来诊主诉明确,以前额及颠顶疼痛为主,属中医头痛病范畴,其表现符合经典条文"干呕,吐涎沫,头痛者,吴茱萸汤主之"。前额属阳明经胃,颠顶属厥阴经肝,病位在肝经及胃经。视物旋转,活动时加重,为内有实邪,气血波动所致,加之胃脘疼痛拒按,故考虑本病为实证,而非虚证。结合舌脉应为湿邪之象。该患者总属肝胃寒湿证,以吴茱萸汤加减治疗,温中散寒,暖肝和胃,方中以吴茱萸为君药,吴茱萸大辛大热,常用于祛寒,而非补益类药,其靶向归经为肝胃经,善治厥阴、阳明头痛,善于止呕,与本病特性相符,佐以生姜温胃止呕。《黄帝内经》曰:"邪之所在,皆为不足。"寒邪侵袭,必伤正气,故以人参、大枣、党参补中,茯苓健脾祛湿,肝胃寒湿之邪得祛,则疾病渐愈。

（二）名家医案

1. 单兆伟医案[①] 李某,女,29岁,工程师,1990年3月就诊。患者长期从事工程设计工作,常加班至深夜,3年前每因劳累或受凉后引起左侧头痛,近来发作频繁。发时左侧头痛如刀锥,伴恶心欲呕、时呕清涎、畏寒汗出、失眠乏力。曾服西药未效,直至每周发作一两次,尤以经期为甚,脉细软,舌淡红,苔薄白,辨证属寒凝肝脉、浊阴上逆,治当温经散寒。拟方吴茱萸汤化裁:吴茱萸2g,党参15g,生姜9g,法半夏6g,白芷6g,川芎6g,当归6g,炙地龙10g,大枣6枚。每日1剂。服上方1周后头痛发作频度、程度明显减轻。连服1个月头

---

① 顾培青,沈洪,单兆伟.单兆伟运用吴茱萸经验[J].中国中医基础医学杂志,2017,23(3):423-424.

痛只发作过1次,如连服3个月后头痛即除。

按语:本例偏头痛符合《伤寒论》"干呕,吐涎沫,头痛者,吴茱萸汤主之"。患者左侧头痛如刀锥,伴恶心、吐清涎,为寒凝厥阴阳明、阴寒上逆之证。吴茱萸辛热味厚而走中下两焦,温散降逆立为主药;佐以生姜、法半夏散寒止呕;党参、大枣取"内生之寒,温必兼补"之义,又可甘以缓急;川芎、白芷通窍活血;炙地龙搜风通络,使药达病所;当归养血活血,针对女性经期特点而用,药证合拍,故获卓效。

2. **陈芝圃医案**[①]　张某,男,1岁。其母诉说患儿每晚哭闹,小便抽缩,痛重时用手去伸拉睾丸,病发已3~4日。其他仅伴食欲欠佳。舌淡苔白,指纹淡,证属肝寒气滞,诱发疝痛。拟吴茱萸汤温中散寒止痛。处方:吴茱萸1.5g,党参1.5g,大枣2g,生姜3g。服法:水煎100ml,分服。上方服药1剂后,患儿便不再哭闹,继服1剂告愈。

按语:吴茱萸汤善治中焦虚寒浊阴上逆所致呕吐,当属无疑。陈老用吴茱萸汤治疗许多儿科疾病过程中,凡出现中焦虚寒,浊阴上逆症状者,选用吴茱萸汤均收到良好效果。其辨证依据是肝经受寒,厥阴肝经绕阴器至小腹。

3. **于慎中医案**[②]　余某,女,52岁,1991年5月6日初诊。高血压病3年。患者体形胖,平素头晕,头痛以颠顶部为甚,轻时头顶部沉闷,似有物重压。近十余天症状加重,头顶部疼痛剧烈,来诊时不停地按压或叩击头顶部,闭目不欲睁,烦躁,夜难成寐,恶心欲呕,困倦乏力,肢凉畏寒,入夜尤甚。血压21.3/13.3KPa,服用降压药血压虽有所下降,但症状无明显改善,舌体淡胖,苔白滑,脉沉弦。处方:吴茱萸10g,党参10g,生姜12g,大枣7枚。3剂。5月9日,复诊:烦躁、头痛、头晕、恶心等症状明显减轻,血压降至14.7/12KPa,睡眠好转,脉舌同前。原方加半夏10g、炙甘草3g,4剂。5月13日三诊:头晕、头痛已轻微,精神睡眠基本正常。已能上班。上方继服3剂。药后自觉症状已不明显,血压维持在20/12kPa。随访半年未复发。

按语:患者头晕,头痛,血压高,然而体形胖,肢凉畏寒,舌淡胖,苔白滑,脉沉弦,皆为阴盛阳虚之象,头顶沉闷,痛甚,烦躁欲呕,为浊阴寒邪引动厥阴肝经之气,循经上逆于颠,清阳被扰之征,若误用平肝清热潜阳之剂,则益损在上之清阳,致使阴阳更失平衡,情情必因此而增剧。于师用暖肝散寒、平逆降浊

① 陈桂荣,杨莹.老中医陈芝圃先生运用吴茱萸汤治疗儿科疾病举隅[J].天津中医学院学报,2000 (3):12.
② 孙健民.于慎中教授运用经方经验举隅[J].山西中医,1994(2):2-3.

之法,方用仲景吴茱萸汤,方中吴茱萸为厥阴之要药以温降浊阴逆气,党参补虚,生姜、大枣宣寒湿之滞,此方稍予增减共服 10 剂,头晕、头痛、烦躁、欲呕、不眠皆除,血压恢复至基本正常。

(三)临床应用

1. 眩晕[①]　熊某,男,28 岁,2015 年 8 月 6 日就诊。其母代诉:儿子夜间 12 点开始眩晕呕吐,清晨时分则出现视物旋转,如坐舟船,动则呕吐,故其母急到中医门诊求治。其母告知:儿子平素喜爱吃热食,忌生冷。当天中午朋友聚餐,喝了 1 瓶可口可乐,致当晚胃部胀痛未能进食,夜间即出现此症状。根据病情证属胃气虚寒,浊阴上逆,清阳不升。治则:散痰寒,降逆阴,升清阳。处方:吴茱萸 6g,党参 15g,白术 10g,陈皮 10g,姜半夏 8g,生姜 15g,大枣 12 枚,天麻 8g。2 剂。嘱第 1 剂煎好后徐徐口服,每隔半小时口服 100ml。1 剂后症状大减,2 剂后诸证则除。半年后随访,未再复发。

2. 顽固性呃逆[②]　王某,男,58 岁,因"呃逆 1 周"于 2014 年 4 月 10 日就诊。1 周前,患者因患胃癌在我院行胃大部切除术,术后则出现顽固性呃逆,肌内注射甲氧氯普胺及服用莫沙必利等胃动力药物,均无明显缓解,询知病员平素体质偏差,不喜食生冷食物。术后不慎受凉,出现呃逆,伴有恶寒、发热、前额颠顶疼痛,偶能吐出少许清涎,呈酸味。口淡无味,神疲乏力,面色暗,舌淡苔白,脉沉弦。脉证合参,证属肝经虚寒,肝寒犯胃,胃气上逆,治疗予以温肝散寒,降逆止呃,选用吴茱萸汤化裁治疗。处方:吴茱萸 10g,人参 5g,生姜 6g,大枣 5g,小茴香 10g,乌药 10g,莲子 15g,旋覆花 30,半夏 6g,苏梗 10g。每日 1 剂。服 2 剂后病情稍有缓解,呃逆的次数有所减少,续服原方 3 剂,其症悉去。

(四)临床研究

1. 慢性胆囊炎[③]　观察 70 例慢性胆囊炎患者,治疗期间停用其他药物,均采用以吴茱萸汤加味为基本方随证加减治疗。结论:总有效率 88%,吴茱萸汤加味治疗慢性胆囊炎疗效明显。

① 孙阿燕.吴茱萸汤治验举隅[J].光明中医,2018,33(21):3236-3238.
② 蔡林,廖伯年.吴茱萸汤临床运用举隅[J].四川中医,2016,34(11):140-141.
③ 谢有良,高希言.吴茱萸汤加味治疗慢性胆囊炎 70 例临床观察[J].中国中医基础医学杂志,2013,19(12):1490-1498.

2. **梅尼埃病**[①] 观察 40 例眩晕患者,停用一切西药,单用吴茱萸汤加减。经治 40 例,痊愈 35 例(眩晕症状消失),好转 3 例(眩晕症状明显减轻),无效 2 例(眩晕症状未减或加重),有效率为 95%。

3. **慢性浅表性胃炎**[②] 观察 150 例慢性浅表性胃炎肝寒犯胃型患者,结果显示:69 例显效(服药 1 个疗程,症状消失),占 46.0%;71 例有效(服药 2 个疗程,症状消失),占 47.3%;10 例无效(服药 2 个疗程,症状无明显减轻),占 6.7%。总有效率为 93.3%。

4. **慢性胃炎**[③] 罗晓明用加减吴茱萸汤治疗慢性胃炎 61 例,对照组采用奥美拉唑肠溶胶囊口服,治疗组在对照组的基础上以吴茱萸汤为主加减治疗,药用生姜 10g、吴茱萸 5g、党参 30g、砂仁 8g、草豆蔻 8g、厚朴 8g,日 1 剂,以上 2 组均 30 日为 1 个疗程。结果:对照组治愈率 59.0%,有效率 77.0%;观察组治愈率 72.1%,有效率 85.2%,两组比较差异有统计学意义。

5. **高血压**[④] 以 130 例原发性高血压患者为研究对象,将其随机分为观察组、对照组,观察组采用吴茱萸汤治疗,对照组采用缬沙坦氢氯噻嗪治疗,对比两组研究对象治疗前后血压水平变化情况、治疗有效率及用药安全性。结果:治疗前,两组收缩压、舒张压指标比较,无显著差异($P>0.05$);治疗后,观察组舒张压、收缩压等指标均优于对照组($P<0.05$);观察组总有效率为 95.38%,高于对照组的 83.08%($P<0.05$);且两组患者用药期间均无严重不良反应发生。结论:吴茱萸汤治疗原发性高血压患者的临床效果显著,临床推广价值高。

附1 名家论述

1.《金镜内台方议》(许宏) 干呕,吐涎沫,头痛,厥阴之寒气上攻也;吐利,手足逆冷者,寒气内甚也,烦躁欲死者,阳气内争也;食谷欲吐者,胃寒不受食也。此以三者之证,共用此方者,以吴茱萸能下三阴之逆气为君;生姜能散气为臣;人参、大枣之甘缓,能和调诸气者也,故用之为佐使,以安其中也。

2.《医方考》(吴昆) 吴茱萸辛热而味厚,《经》曰:味为阴,味厚为阴中之

① 王翠芬.吴茱萸汤治疗梅尼埃病 40 例[J].河南中医,2005(3):20.
② 郑逢民.吴茱萸汤治疗肝寒犯胃型慢性浅表性胃炎 150 例[J].浙江中医杂志,2004(4):17.
③ 王洪杰,吕冠华.吴茱萸汤临床应用[J].中医药临床杂志,2016,28(9):1252-1254.
④ 张红新.吴茱萸汤在原发性高血压中的应用探讨[J].光明中医,2017,32(16):2295-2297.

阴,故走下焦而温少阴、厥阴;佐以生姜,散其寒也;佐以人参、大枣,补中虚也。

3.《医方集解》(汪昂) 此足厥阴、少阴、阳明药也。治阳明食谷欲呕者,吴茱萸、生姜之辛,以温胃散寒下气;人参、大枣之甘,以缓脾益气和中……若少阴证吐利厥逆,至于烦躁欲死、肾中之阴气上逆,将成危候,故用吴茱萸散寒下逆,人参、姜、枣助阳补土,使阴寒不得上干,温经而兼温中也,吴茱萸为厥阴本药,故又治肝气上逆,呕涎头痛。

4.《绛雪园古方选注》(王子接) 吴茱萸汤,厥阴阳明药也。厥阴为两阴交尽,而一阳生气实寓于中,故仲景治厥阴以护生气为重。生气一亏,则浊阴上干阳明,吐涎沫,食谷欲呕,烦躁欲死,少阴之阳并露矣,故以吴茱萸直入厥阴,招起垂绝之阳,与人参震坤合德,以保生气。仍用姜枣调其营卫,则参萸用之以承宣中下二焦,不治心肺,而涎沫得摄,呕止烦宁。

5.《柯氏伤寒论注疏正》(李培生) 吴茱萸为厥阴暖肝散寒主药,并能温中和胃而化寒饮;协同生姜,更具有降逆气止呕吐的效用;人参、大枣,益气补中,中焦温暖,逆气得降,则呕吐自止,涎沫可除,厥冷可回矣。本方是治厥阴肝寒主方,并治阳明中寒,下焦阴寒气逆而出现干呕吐逆等证,不论有无头痛,皆可使用。

6.《伤寒论辨证广注》(汪苓友) 此条病与前条同是胃中虚冷之证,何以不用四逆?余答云:胃中虚冷,饮水则哕;食谷欲呕,见证各异,故不用四逆……气逆者,必散之,吴茱萸苦辛味重下泄,治呕为最,兼以生姜,又治呕圣药,非若四逆中干姜,守而不走也。武陵陈氏云:其所以致呕之故,因胃中虚,生寒,使温而不补,呕终不愈,故用人参补中,合大枣以为和脾之剂焉。

7.《古今名医方论》(罗东逸) 盖人身厥阴肝木,虽为两阴交尽,而九地一阳之真气,实起其中,此谓生阳。此之真气大虚,则三阴浊气直逼中上,不惟本经诸证悉具,将阳明之健运失职,以至少阴之真阳浮露,且吐利厥逆,烦躁欲死,食谷欲呕,种种丛生矣。吴茱萸得东方震气,辛苦大热,能达木郁,又燥气入肝,为能直入厥阴,招其垂绝不升之生阳以达上焦,故必用以为君。

8.《伤寒论条辨》(方有执) 茱萸辛温,散寒下气;人参甘温,固气安中;大枣益胃,生姜止呕。四物者,所以为阳明安谷之主治也。

附2 类方鉴别（见表14）

表14 吴茱萸汤类方鉴别

方名	原文	病机	症状	组成	治则
吴茱萸汤	食谷欲呕,属阳明也,吴茱萸汤主之	肝胃虚寒,冲气上逆	颠顶头痛,畏寒肢冷,甚则伴手足逆冷,食后泛泛欲吐,或呕吐酸水,或干呕,或吐清涎冷沫,大便泄泻	吴茱萸、生姜、人参、大枣	温中补虚,降逆止呕
小半夏汤	呕家本渴,渴者为欲解,今反不渴,心下有支饮故也,小半夏汤主之	心下有支饮	寒饮呕吐,呕吐清水涎沫	半夏、生姜	止呕降逆,温胃蠲饮
瓜蒂散	病如桂枝证,头不痛,项不强,寸脉微浮,胸中痞硬,气上冲喉咽不得息者,此为胸有寒也。当吐之,宜瓜蒂散	痰食壅堵在胃上脘,实邪阻滞	痰涎宿食,壅滞胸脘证。胸中痞硬,懊侬不安,欲吐不出,气上冲咽喉不得息,寸脉微浮者	瓜蒂、赤小豆	涌吐痰涎宿食

第十五章　小柴胡汤

一、经典原文

1. 太阳病，十日以去，脉浮细而嗜卧者，外已解也。设胸满胁痛者，与小柴胡汤。脉但浮者，与麻黄汤。(《伤寒论》第 37 条)

2. 伤寒五六日，中风，往来寒热，胸胁苦满，嘿嘿不欲饮食，心烦喜呕，或胸中烦而不呕，或渴，或腹中痛，或胁下痞硬，或心下悸，小便不利，或不渴，身有微热，或咳者，小柴胡汤主之。(《伤寒论》第 96 条)

3. 血弱气尽，腠理开，邪气因入，与正气相搏，结于胁下，正邪分争，往来寒热，休作有时，嘿嘿不欲饮食。脏腑相连，其痛必下，邪高痛下，故使呕也。小柴胡汤主之。服柴胡汤已，渴者，属阳明，以法治之。(《伤寒论》第 97 条)

4. 伤寒四五日，身热恶风，颈项强，胁下满，手足温而渴者，小柴胡汤主之。(《伤寒论》第 99 条)

5. 伤寒，阳脉涩，阴脉弦，法当腹中急痛，先与小建中汤；不差者，小柴胡汤主之。(《伤寒论》第 100 条)

6. 太阳病，过经十余日，反二三下之，后四五日，柴胡证仍在者，先与小柴胡。呕不止，心下急，郁郁微烦者，为未解也，与大柴胡汤，下之则愈。(《伤寒论》第 103 条)

7. 伤寒十三日不解，胸胁满而呕，日晡所发潮热，已而微利。此本柴胡，下之以不得利，今反利者，知医以丸药下之，此非其治也，潮热者，实也，先服小柴胡汤以解外，后以柴胡加芒硝汤主之。(《伤寒论》第 104 条)

8. 妇人中风，七八日，续得寒热，发作有时，经水适断者，此为热入血室，其血必结，故使如疟状，发作有时，小柴

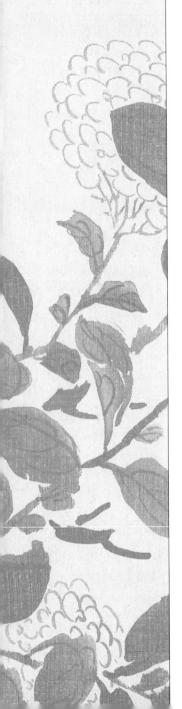

胡汤主之。(《伤寒论》第 144 条)

9. 伤寒五六日,头汗出,微恶寒,手足冷,心下满,口不欲食,大便硬,脉细者,此为阳微结,必有表,复有里也;脉沉,亦在里也。汗出为阳微,假令纯阴结,不得复有外证,悉入在里,此为半在里半在外也;脉虽沉紧,不得为少阴病。所以然者,阴不得有汗,今头汗出,故知非少阴;可与小柴胡汤。设不了了者,得屎而解。(《伤寒论》第 148 条)

10. 阳明病,发潮热,大便溏,小便自可,胸胁满不去者,小柴胡汤主之。(康平本作"柴胡汤主之")(《伤寒论》第 229 条)

11. 阳明病,胁下硬满,不大便而呕,舌上白苔者,可与小柴胡汤。上焦得通,津液得下,胃气因和,身濈然而汗出而解。(《伤寒论》第 230 条)

12. 阳明中风,脉弦浮大而短气,腹部满,胁下及心痛,久按之气不通,鼻干,不得汗,嗜卧,一身及面目悉黄,小便难,有潮热,时时哕,耳前后肿,刺之小差,外不解,病过十日,脉续浮者,与小柴胡汤。(《伤寒论》第 231 条)

13. 本太阳病,不解,转入少阳者,胁下硬满,干呕不能食,往来寒热,尚未吐下,脉沉紧者,与小柴胡汤。(《伤寒论》第 266 条)

14. 呕而发热者,小柴胡汤主之。(《伤寒论》第 379 条)

15. 伤寒差已后,更发热者,小柴胡汤主之。脉浮者,以汗解之;脉沉实(一作紧)者,以下解之。(《伤寒论》第 394 条)

16. 诸黄,腹痛而呕者,宜柴胡汤。(《金匮要略·黄疸病脉证并治》)

17. 产妇郁冒,其脉微弱,呕不能食,大便反坚,但头汗出。所以然者,血虚而厥,厥而必冒,冒家欲解,必大汗出。以血虚下厥,孤阳上出,故头汗出。所以产妇喜汗出者,亡阴血虚,阳气独盛,故当汗出,阴阳乃复。大便坚,呕不能食,小柴胡汤主之。(《金匮要略·妇人产后病脉证治》)

18. 妇人中风七八日,续来寒热,发作有时,经水适断,此为热入血室。其血必结,故使如疟状,发作有时,小柴胡汤主之。(《金匮要略·妇人杂病脉证并治》)

二、功效主治

【功效】和解少阳。

【主治】①伤寒少阳病证:邪在半表半里,症见往来寒热,胸胁苦满,默默不欲饮食,心烦喜呕,口苦,咽干,目眩,舌苔薄白,脉弦者。②妇人伤寒,热入血室。经水适断,寒热发作有时。③疟疾、黄疸等内伤杂病而见以上少阳病证者。

三、研方心得

(一) 血弱气尽辨气血,脏腑相连看胆胃

张仲景曾言:"血弱气尽,腠理开,邪气因入,与正气相搏,结于胁下,正邪分争,往来寒热,休作有时,嘿嘿不欲饮食,脏腑相连。"通过仲景原文会发现"血弱气尽"是否提及了血虚的问题,但纵观小柴胡汤的用药,并没有以补血药为主,又因"气为血之母",因此,病变的矛盾应该主要在于气虚,即便疾病的发展中提到血虚,也应该考虑为次要方面。对于"脏腑相连",这里面要注意胆与胃的关系,仲景言"往来寒热,胸胁苦满,嘿嘿不欲饮食,心烦,喜呕"。这里之所以谈到"喜"呕,就说明患者认为呕吐后胃里就舒服,会考虑到是胃的病变,但实际上,因邪犯少阳经,胆郁热扰,胆热侵犯到胃,胃受到胆热所扰而上逆,因此病变的部位在少阳胆而不是阳明胃,当患者呕吐后,胆热减轻,自然胃气和畅,故患者更"喜"呕。而仲景原文提及的"其痛必下,邪高痛下",也证明胆胃相连的病变可以用小柴胡汤。

(二) 攻补兼施效力佳,和解之法百病通

少阳为枢,位于太阳阳明之间,居于半表半里之位,是人体阴阳气机升降出入开阖的枢纽,少阳在表之太阳为开,在里之阳明为阖,故少阳是太阳与阳明、开与阖、阴与阳、表与里的枢纽。假若邪入少阳,枢机不利,正邪分争于半表半里,可见"往来寒热,胸胁苦满,嘿嘿不欲饮食,心烦喜呕"等表里不和之症。而邪在表可汗之(太阳病),邪在里可下之(阳明病),少阳为三阳之枢纽,若单独应用汗法、清法、泻法都无法解决少阳之邪气,故在半表半里者可用"和法"来治之,使半表半里之邪,或脏腑、阴阳、表里失和之证得以解除,从小柴胡汤全方来看,既有解表邪、清里热之表里同治之药,又兼有扶正补虚之品,使其达到少阳气机通顺、三焦内外上下条达的功效。同时在小柴胡汤和解法基础上又演变出柴胡桂枝汤(和而兼汗法)、大柴胡汤(和而兼下法)、柴胡加芒硝汤(和而兼下之轻法)、柴胡桂枝干姜汤(和而兼温法)、柴胡加龙骨牡蛎汤(和而镇惊法)等等,拓展了和法的应用。

（三）疏肝解郁用柴胡，剂量不同功效别

小柴胡汤为少阳病主方，其君药柴胡用至半斤，与其他几味中药相比较，几乎多至三倍。各个医家认为小剂量长于升散或引经，中剂量用以疏肝解郁。郝万山教授认为柴胡如果用作解热，剂量20~30g，若高热持续不退可加至30~50g；柴胡要疏肝，10g就够了；如果用作升阳5~6g为宜。而像补中益气汤用柴胡，柴胡量剂量不应太大，3~6g即可，在补气的基础上升阳气。但明清温病时期盛传柴胡有"柴胡劫肝阴"之说，吴鞠通在《温病条辨》中对于禁用柴胡作特别说明，使后世医家畏用或不敢大剂量应用柴胡。

（四）柴胡主症辨分明，剖析审视用无差

从疾病的外在现象出发，仲景为大家总结了少阳三大主症——"口苦、咽干、目眩"，柴胡五主症和七个或然证——"往来寒热，胸胁苦满，嘿嘿不欲饮食，心烦，喜呕。或胸中烦而不呕，或渴，或腹中痛，或胁下痞硬，或心下悸、小便不利，或不渴，身有微热，或咳者"。由此可见，小柴胡汤方证，症见广泛，指导我们在临床应用时，在于辨明少阳经病位，黄煌教授称之为"柴胡带"，在胆经循行部位疾病都可以尝试应用，(以上叙述的三禁除外)如耳鸣耳聋、目痛、偏头痛、带状疱疹引起的胁痛、腋窝及腹股沟处的疾病均可使用。在解热方面，小柴胡汤所解的热，非阳明白虎汤之壮热大汗，要点在于其发作不规律，易反复，结合其胸胁苦满的特点，对于消化系统的胆囊炎、胰腺炎及肝炎等疾病，尤为合适；对于"苦满"也有与小陷胸汤合用治疗呼吸系统喘息困难症状的。而对于"嘿嘿不欲饮食"，其中"嘿嘿"二字，可以应用在精神疾病如抑郁等方向上。

四、临床应用

（一）个人验案

患者孙某，女，2015年6月就诊，患者眩晕、恶心、呕吐痰涎，心悸、胸闷，口苦、咽干、不渴，胃脘部不适，纳眠差，夜尿频、清长，舌质淡苔薄黄，脉弦。中医诊断为眩晕病（邪犯少阳证）。

处方：柴胡10g、黄芩12g、半夏12g、党参12g、茯苓15g、泽泻15g、天麻12g、陈皮10g、炙甘草6g、大枣10g、生姜3片。7剂，水煎服。

患者自述药后眩晕明显减轻,恶心、呕吐、心悸、胸闷、口苦、咽干及胃脘部不适消失,纳眠转佳,夜尿频次明显减少,舌质淡,苔薄白,尖部红赤,脉弦。遂继上方加黄连 5g,肉桂 3g,干姜 3g,服用 5 付。随访得知,患者已明显好转。

按语:"少阳之为病,口苦,咽干,目眩"患者悉具。少阳枢机不利亦可见弦脉,《伤寒论》第 96 条云:"嘿嘿不欲饮食,心烦喜呕,或胸中烦而不呕,或渴,或腹中痛,或胁下痞硬,或心下悸,小便不利,或不渴,身有微热,或咳者,小柴胡汤主之。"患者症状与小柴胡汤一一相符,少阳经循行沿胸胁,经气不利则胸闷,胆腑气郁化火,或致胃气上逆成呕,或致口苦咽干伤津之象,或致循经上扰清窍成眩等;少阳气郁易生饮,饮邪变动不居,致悸、致小便利等。方选小柴胡汤以转枢开郁。方中柴胡味辛,微寒,宣散透邪,以疏散半表之邪;黄芩苦寒,清泄郁热,以清泄半里之邪热,故柴、芩为伍,寓君、臣之功,以和解表里,半夏、生姜辛温,调中和胃,降逆止呕,与桂枝、干姜、肉桂、茯苓、泽泻、天麻伍用兼以温化水饮,息风定眩共为佐药;以参、草、枣甘温益气,扶正达邪,健运中州。

(二) 名家医案

1. 李玉奇医案[①]　陈某,女,30 岁。2006 年 8 月 3 日初诊。主诉:进食哽噎不顺 1 年,加重 1 周。患者自述 1 年前开始出现进食哽噎不顺,以汤水送服可缓解,但日久症状加重,进而出现吞咽困难不欲进食,经某医院诊断为"食管贲门失迟缓症",3 个月前给予球囊扩张术治疗,症状得以缓解。然近日症状再次反复,患者经人介绍来诊。症见吞咽进食哽噎不顺,伴纳差,胸中烦闷,4~5天排便 1 次。舌薄,质淡红,花剥苔,脉弦细兼数。望面色少华,形瘦,精神尚可。诊为噎膈 - 痰气郁阻证,治以行气化痰解郁之法,予小柴胡汤加减:柴胡15g,西洋参 10g,半夏 10g,黄芩 15g,生姜 15g,大枣 15g,郁李仁 10g,甘草 15g,沉香 10g,桃仁 15g,蚕沙 15g。6 剂汤药后,二诊,患者自述吞咽进食较顺畅,时伴有嗳气,排便 3 日 1 次。查:舌淡红,花剥苔,脉弦细。前方去甘草加昆布15g,苏梗 15g,加强行气,12 剂汤药后,患者无吞咽困难,纳食改善,二便恢复正常,病情基本痊愈。

按语:其一,从病位来说,本病病在食管,属胃气所主,与肝脾相关。上开口于咽喉,下通于胃肠,为表里交界之通道,故食管病变恰归属于半表半里之位。其二,患者以胸中苦满,吞咽困难,嘿嘿不欲饮食,胸中烦而不呕,大便秘

---

① 王辉.李玉奇教授以小柴胡汤治疗食管贲门失迟缓症验案 1 例[J].辽宁中医药大学学报,2010,12(2):121-122.

结为主症。少阳经布于胸胁,胆气郁结则情绪抑郁,食少纳差,气郁化火则扰心,且见胸中烦闷,此为少阳经输之证。淡红舌,弦细脉为肝郁之征,脉象兼数为痰火内结;花剥苔乃胃气受损,阴液耗伤之象。正所谓有柴胡证,但见一证便是,不必悉具。这恰是领悟经方的精髓所在。

2. 仝小林医案[①]　方某,女,30岁,2009年9月2日初诊。午后低热1年余。患者于2008年8月16日不明原因发热,体温38℃,自服抗生素后体温降为37℃左右。此后每日午后体温升高至37~37.4℃,伴有颈部发热、胸闷、气短。现症见:午后低热,胸闷,劳累后低热温度增加,伴有咳嗽,痰不易出。活动时易出现喘憋、高热。长期痛经,月经量少夹有血块(色黑),2次月经之间面部起痤疮,红肿疼痛,牙龈亦肿痛,经前基本消失,经时体温亦稍降。舌红苔黄腻,脉细弦数。既往2007年因高烧查发现萨奇腺病毒Ⅲ、Ⅶ型感染,桥本甲状腺炎和子宫内膜异位症。综合分析中医辨证为少阳枢机不利,邪气内伏,伴有胞宫瘀血内阻。治疗先和解少阳,透邪外出,再活血祛瘀,调经止痛。处方:柴胡12g,黄芩30g,半夏9g,西洋参15g,青蒿15g,炙甘草9g,生姜3片(自备),大枣5枚。6剂,水煎服,1剂/d。2009年9月16日2诊:患者服药6剂后,体温逐渐下降,疲劳时仍低热、胸闷。仍痛经,且觉右下腹疼痛。舌淡红苔黄,脉细弦数。近日发现颈部淋巴结肿如核桃大,质地坚硬,推之可移。B超示:甲状腺弥漫性病变;右颈部淋巴结可见。确诊为桥本甲状腺炎。上方加青黛9g,猫爪草9g,14剂,水煎服,日1剂。2009年9月30日3诊:淋巴结肿基本消失,体温下降至37℃。下一步为治疗甲状腺炎,继以上方加减配用夏枯草30g,苦参15g,莪术45g,三七9g,浙贝母30g,生牡蛎30g(先煎)。体温控制在36.5℃,甲状腺及淋巴结肿逐渐缩小。后仅留痛经,处方配以桂枝15g,猪苓30g,牡丹皮15g,赤芍30g,莪术45g,三七9g,以此再调治2月余而诸症悉平。随访至2011年9月未再复发。

按语:此患者病情复杂,有低热、淋巴结肿大及痛经。仝教授在辨治杂病过程中,对于病情复杂者,采取分阶段论治,逐个击破。就本病例而言,仝教授就先治疗低热和桥本甲状腺炎,而后治疗痛经。因为痛经时间已长,属沉顽痼疾,对于此种合病,则遵循先治新病,后治旧病的原则。在治疗过程中目标明确,故而收效迅速。

3. 赵鸣芳医案[②]　黄某,女,66岁,2014年10月14日初诊:患者长期头晕,

① 彭智平.仝小林教授活用小柴胡汤辨治杂病举隅[J].吉林中医药,2012,32(1):32-33.
② 赵烽儒,凌云,赵鸣芳.赵鸣芳运用小柴胡汤验案四则[J].辽宁中医杂志,2017,44(7):1494-1495.

西医诊断眩晕症。近半月左半边头部足少阳胆经所过之处抽痛时作,胸闷,胃部不适,恶心,耳鸣,慢性咽炎,大便细而不畅,颈部不适,舌边齿痕苔薄腻,脉细弱,眠浅多梦。药用:柴胡 10g,炒黄芩 10g,姜半夏 10g,党参 15g,陈皮 10g,茯苓 15g,川芎 30g,天麻 15g,炒白术 15g,茯神 15g,炙甘草 6g,生姜 15g,红枣 15g。7 剂水煎服,每日 1 剂。二诊:头晕有所减轻,平素左半边头部足少阳胆经所过之处易抽筋(每天均作),颈项不适。药已对症,但补述症状显示肌肉痉挛颇为严重,上方加炒白芍 30g,葛根 30g,桂枝 10g。7 剂。三诊:抽筋显减,头晕仍有,耳鸣有所减轻,大便调。效不更方,上方续服 7 剂。四诊:头晕、耳鸣基本减除,原方 7 剂巩固疗效。

按语:眩晕症是以内耳迷路积水为主要病理变化的疾病,以发作性眩晕、耳鸣、听力下降、恶心、呕吐,视物旋转如坐舟车,转动时头晕症状加重为特点。现代医学中包括梅尼埃病、贫血、颈椎病、椎 - 基底动脉供血不足等。治疗上首重痰饮致眩,并有苓桂术甘汤、五苓散、泽泻汤等方证。眩晕亦是少阳病主证,小柴胡汤是治疗少阳病的代表方。本案患者头晕伴有恶心、胸闷、胃部不适等症,兼之苔薄腻,属于胃虚痰湿内阻,兼之患者有足少阳胆经所过之处抽痛的症状,故用小柴胡合半夏白术天麻汤取效。

4. 马德孚医案[①]　陈某,女,32 岁,育 1 子,2015 年 8 月 12 日首诊。主诉:月经第二日,时感恶寒,寒战(手足颤抖),乏力,口干,无明显发热、头痛等不适,经色经量尚可,少许血块。问其病史,每逢月经之时常出现恶寒、寒战症状,以寒战居多,月经过后诸证皆自去。症见:舌质淡红,舌下脉络青瘀,苔薄白,脉弦滑。辨证:热入血室。处方:柴胡 10g,黄芩 10g,法半夏 10g,郁金 12g,桃仁 10g,三棱 10g,莪术 10g,黄芪 20g,党参 20g,川芎 10g,制香附 6g。予 5 剂,并嘱患者下次月经前 1 周前来复诊。9 月 5 日复诊,诉 1 剂服后寒战减半,3 剂便诸证皆除,唯双乳、小腹时微胀痛,继与前方加川楝子、延胡索,7 剂以固效力,倘若月经来行,若无恙,尽服之。后登门拜谢,问其病情如何,笑诉未再发。

按语:马教授认为,此人既往必定经期曾感外邪,妇人血室空虚,外邪乘虚而入,发作时则恶寒,伏于阴分,每入午或入夜,阴气偏盛,阳不敷达于四肢、肌肤,则出现手足颤抖寒战貌,入里与阴相争则恶寒,出外与阳相争则发热,方中黄芪、党参鼓舞正气,助邪外达;小柴胡和解枢机,调节经气;桃仁、三棱、莪术、川芎,助经血畅行不致瘀;郁金、制香附通行肝经,调畅气机不留滞。

① 张鸿磊,马丽.马德孚教授运用小柴胡汤治疗"热入血室"经验介绍[J].新疆中医药,2019,37(1):40-41.

（三）临床应用

1. 发热[①] 张某,女,7岁以"发热、咽痛4天"为主诉就诊。症见:每日午后发热,多汗,流黄涕,咽红肿疼痛,干呕,饮食欠佳,大便稍干,舌质红,苔黄厚腻,脉滑数。本病为太阳表证未解,又陷少阳、阳明,为太阳、少阳、阳明三阳合病。治宜和解少阳,兼以解表清里,予小柴胡汤加减。拟方:柴胡12g,黄芩10g,姜半夏5g,生石膏20g,荆芥10g,知母6g,鸡内金10g,炒牵牛子10g,炙甘草3g。服药3付后,患儿热退,饮食好转,大便正常。

2. 颈动脉软斑块[②] 张某,男,54岁。于2016年3月15日检查彩超示:左侧颈总动脉分叉处前壁可及大小约9.4mm×2.2mm低回声,延伸至颈内动脉,左侧颈总动脉分叉处后壁可及大小约4.8mm×1.6mm低回声。彩超显示:上述斑附着处血流充盈缺损。诊断为:左侧颈总动脉粥样硬化斑块形成(软斑)。患者饮食、睡眠、二便均无不适,唯偶尔有心悸、气短。脉弦缓,舌质淡红,苔薄白。诊断为气机不畅,气滞痰凝血瘀。予小柴胡汤加味。方药:太子参10g,柴胡10g,法半夏10g,黄芩10g,桂枝10g,炒白芍12g,炙甘草6g,煅牡蛎30g,浙贝母20g,夏枯草20g,红花12g,生姜5g,大枣5g。30剂,水煎服,日1剂。配合二至丸,连服3个月,之后又以此方间断服用至2016年10月11日,经彩超检查:双侧颈动脉各项指标正常,未见动脉斑块。

按语:手少阳三焦经循行于人体的头、身、肢的两(外)侧。在颈部的分布与颈总动脉循行部位大致相同。从临床观察可见,手少阳经气郁滞可能影响颈部肌肉、神经及动脉血流状况。陈亦人认为,少阳证之变证中颈项强以两侧为主,其原因是少阳经气郁滞。本病病因与气滞、痰浊、血瘀相关,病位在血脉,病性为郁滞,病机为少阳三焦气机不畅,血脉瘀阻。故用小柴胡汤疏利三焦气机,使气、血、水各行其道,合桂枝汤调理阴阳;用牡蛎、浙贝母、夏枯草化痰散结;用红花走上焦,活血化瘀,标本兼治,故能取得良效。

（四）临床研究

1. 消化道溃疡[③] 小柴胡组消化性溃疡转归率高于对照组($P<0.05$);小

① 何洁鑫,王晓燕.王晓燕运用和法治疗外感发热验案[J].中国中医药现代远程教育,2018,16(12):84-85.
② 王禄.小柴胡汤临证举隅[J].河南中医,2017,37(8):1344-1345.
③ 张广顺.消化性溃疡患者的临床特点与小柴胡汤治疗效果的探究[J].中国医药指南,2018,16(34):4-5.

柴胡组胃镜溃疡灶消失时间、症状消失时间、病理结果正常时间短于对照组（$P<0.05$）；干预前两组健康指数相近（$P>0.05$）；干预后小柴胡组健康指数优于对照组（$P<0.05$）。

2. 急性甲状腺炎[①]　对照组给予常规西医治疗，治疗组在对照组治疗的基础上给予小柴胡汤加减（免煎剂）治疗。结果：对照组有效率为80.0%，治疗组有效率为93.3%，两组有效率比较，差异具有统计学意义（$P<0.05$）；在治疗过程中，两组患者均未出现肝肾功能损害等不良反应。

3. 慢性浅表性胃炎[②]　治疗组31例在对照组的基础上加用小柴胡汤加减进行治疗，疗程为4周，观察两组的有效率、治疗前后中医症状积分、治疗后幽门螺旋杆菌（HP）检测结果。结果：治疗组总有效率为96.8%，对照组为83.9%，治疗组疗效优于对照组（$P<0.05$）；治疗组中医症状总积分明显低于对照组（$P<0.05$）；治疗组HP根除率优于对照组（$P<0.05$）。

4. 慢性肾小球肾炎[③]　对照组采用常规治疗，治疗组在对照组治疗基础上加服小柴胡汤，观察两组患者炎症及减轻蛋白尿的效果。结果：治疗组治疗总有效率为83.8%，明显高于对照组60.81%（$P<0.05$）；治疗后两组患者24h尿蛋白定量明显降低，与治疗前对比（$P<0.05$），且治疗组降低明显优于对照组（$P<0.05$）；治疗后两组临床症状（头晕目眩、浮肿、恶心呕吐、食少纳呆）明显改善，与治疗前对比（$P<0.05$），治疗组改善明显优于对照组（$P<0.05$）；治疗后两组患者炎症指标（IL-17、IFN-γ、IL-4）明显改善，与治疗前对比（$P<0.05$），治疗组改善明显优于对照组（$P<0.05$）。

附1　名家论述

1.《伤寒明理药方论》(成无己)　小柴胡为和解表里之剂也。柴胡味苦平微寒，黄芩味苦寒。《内经》曰："热淫于内，以苦发之。"邪在半表半里，则半成热矣，热气内传之不可，则迎而夺之，必先散热，是以苦寒为主，故以柴胡为

① 赵振霞,赵振敏,朱毅新,等.小柴胡汤加减治疗急性期亚急性甲状腺炎[J].河南中医,2018,38（12）:1795-1798.
② 廖冬梅,钟红卫,蒙巍.小柴胡汤加减治疗肝胃郁热型慢性浅表性胃炎62例[J].世界最新医学信息文摘,2018,18（88）:178-179.
③ 蔡亚宏,蔡文锋,熊丹.小柴胡汤改善慢性肾小球肾炎患者炎症及减轻蛋白尿的作用研究[J].陕西中医,2018,39（10）:1405-1407.

（君），黄芩为（臣），以成彻热发表之剂。人参味甘温，甘草味甘平，邪气传里，则里气不治。甘以缓之，是以甘物为之助，故用人参、甘草为（佐），以扶正气而复之也。半夏味辛微温。邪初入里，则里气逆。辛以散之，是以辛物为之助，故用半夏为（佐），以顺逆气而散邪也。里气平正，则邪气不得深入，是以三味佐柴胡以和里。生姜味辛温，大枣味甘温。《内经》曰："辛甘发散为阳。"表邪未已，迤逦内传，即未作实，宜当两解。其在外者，必以辛甘之物发散。故生姜大枣为（使）辅柴胡以和表。七物相合，两解之剂当矣。

2.《金镜内台方议》（许宏）　柴胡味苦性寒，能入胆经，能退表里之热，祛三阳不退之邪热，用之为君。黄芩味苦性寒，能泄火气，退三阳之热，清心降火，用之为臣。人参、甘草、大枣三者性平，能和缓其中，辅正除邪，甘以缓之也；半夏、生姜之辛，能利能汗，通行表里之中，辛以散之也。故用之为佐为使，各有所能。且此七味之功能，至为感应，能解表里之邪，能通阳经之热，上通天庭，下彻地户，此非智谋之士，其孰能变化而通机乎？

3.《伤寒论条辨》（方有执）　柴胡，少阳之君药也。半夏辛温，佐柴胡而消胸胁满。黄芩苦寒，佐柴胡而主寒热往来，人参姜枣之甘温者，调中益胃，止烦呕之不时也。此小柴胡之一汤，所以为少阳之和剂与……然小柴胡汤者，出表入里，往来寒热之主治也。而热入血室者，乃下往上来之寒热，似不相同，亦以之为主治，何也？曰：出入上下虽不同，其主往来寒热之少阳则一也。邪属少阳，发表则无表可发，攻里则胃不可攻，取之于血室，则邪又结于胁下，肝胆同归一治，妇道必从于夫。故从少阳之小柴胡，为解厥阴之血室，乃主其夫妇之和，而潮热期之于必愈。

4.《尚论后篇》（喻昌）　或问：小柴胡近世治伤寒发热，不分阴阳而用之何也？然，柴胡之苦平，乃足少阳经伤寒发热之药，除半表半里之热，乃往来寒热，小有日晡潮热也。佐以黄芩之苦寒以退热，半夏、生姜之辛以退寒，人参、大枣之甘温以助正气，解渴生津液，则阴阳和而邪气解矣。但太阳经之表热，阳明经之标热，皆不能解也。如用之，岂曰无害，若夹阴伤寒，面赤发热，脉沉足冷者，服之立至危殆，可不慎哉，乃内虚有寒，大便不实，脉息小弱，与妇人新产发热，皆不可用也。

5.《伤寒来苏集》（柯琴）　此为少阳枢机之剂，和解表里之总方也。少阳之气游行三焦，而司一身腠理之开合。血弱气虚，腠理开发，邪气因入与正气相搏，邪正分争，故往来寒热，与伤寒头痛发热而脉弦细，中风两无关者，皆是

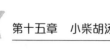

虚火游行于半表,故取柴胡之轻清微苦微寒者,以解表邪,即以人参之微甘微温者,予补其正气,使里气和而外邪勿得入也。其口苦、咽干、目眩、目赤、头汗、心烦、舌苔等症,皆虚火游行于半里,故用黄芩之苦寒以清之,即用甘草之甘以缓之,亦以提防三阴之受邪也。太阳伤寒则呕逆,中风则干呕,此欲呕者,邪正相搏于半里,故欲呕而不逆,胁居一身之半,为少阳之枢,邪结于胁,则枢机不利,所以胸胁苦满嘿嘿不欲食也。引用姜、半之辛散,一以佐柴、芩而逐邪,一以行甘、枣之泥滞,可以止呕者,即可以泄满矣。夫邪在半表,势已向里,未有定居,故有或为之证,所以方有加减,药无定品之可拘也。

6.《医方考》(吴昆)　柴胡性辛温,辛者金之味,故用之以平木;温者春之气,故就之以入少阳。黄芩质枯而味苦,枯则能浮,苦则能降,君以柴胡,则入少阳矣。然邪之伤人常乘其虚,用人参、甘草者,欲中气不虚,邪不得复传入里耳。是以中气不虚之人,虽有柴胡证俱,而人参可去也。邪初入里,以风寒之外邪,挟身中有形之痰涎,结聚于少阳之本位,所以里气逆而烦呕,故用半夏之辛,以除呕逆,邪半在表,则荣卫争,故用姜枣之辛甘以和荣卫。

7.《伤寒论辨证广注》(汪琥)　柴胡汤方专治少阳经往来寒热,头角痛,耳聋口苦,胁痛脉弦者,倘其病初伤本经,或初自太阳、阳明二经传来,邪气方盛,人参一味断不可用;若其病过经不解,或本经中有留邪未尽,正气已虚,人参一味方可加之也。

8.《伤寒论集注》(张隐庵)　柴胡根生白蒻,香美可食,感一阳之气而生;半夏气味辛平,形圆色白,感一阴之气而生。柴胡、半夏启一阴一阳之气而上合于中焦,人参、甘草、生姜、大枣,滋补中焦之气而横达于四旁,黄芩气味苦寒,外肌皮而内空腐,能解躯形之邪热。正气内出,邪热外清,此运枢却病之神方也。

9.《伤寒溯源集》(钱潢)　邪在少阳,内逼三阴,达表之途辽远,汗之徒足以败卫亡阳。少阳虽外属三阳,而入里之路较近,下之适足以陷邪伤胃,汗下俱所不宜。故立小柴胡汤以升发少阳之郁邪,使清阳达表而解散之,即所谓木郁达之之义也。故少阳一经,惟此一方,无他法也。虽有多证,亦不过因此出入变化而已。

附2　类方鉴别（见表15）

表15　小柴胡汤类方鉴别

方名	原文	病机	症状	组成	治则
小柴胡汤	伤寒五六日,中风,往来寒热,胸胁苦满,嘿嘿不欲饮食,心烦喜呕,或胸中烦而不呕,或渴,或腹中痛,或胁下痞硬,或心下悸,小便不利,或不渴,身有微热,或咳者,小柴胡汤主之	邪入少阳,经气不利	少阳病,热入血室证,疟疾、黄疸及内伤杂病见有少阳证者	柴胡、黄芩、半夏、生姜、人参、大枣、甘草	和解少阳
柴胡加桂枝汤	伤寒六七日,发热,微恶寒,支节烦疼,微呕,心下支结,外证未去者,柴胡桂枝汤主之	太阳与少阳合病或并病	外感风寒,发热自汗,微恶寒,或寒热往来,鼻鸣干呕,头痛项强,胸胁痛满,脉弦或浮大	柴胡、黄芩、半夏、生姜、人参、大枣、甘草、桂枝、芍药	和解少阳,解肌祛风
柴胡加龙骨牡蛎汤	伤寒八九日,下之,胸满烦惊,小便不利,谵语,一身尽重,不可转侧者,柴胡加龙骨牡蛎汤主之	阳虚饮结,肝胆失调	小柴胡汤证见其气冲心悸、二便不利、烦安不惊者	小柴胡汤去甘草,加桂枝、茯苓、大黄、龙骨、牡蛎、铅丹	和解少阳,化饮安神
大柴胡汤	伤寒发热,汗出不解,心中痞硬,呕吐而下利者,大柴胡汤主之	邪入阳明,化热成实	往来寒热,胸胁苦满,呕不止,郁郁微烦,心下痞硬,或心下满痛,大便不解,或协热下利,舌苔黄,脉弦数有力	柴胡、黄芩、大黄、枳实、半夏、白芍、大枣、生姜	和解少阳,内泻热结
柴胡桂枝干姜汤	伤寒五六日,已发汗而复下之,胸胁满微结,小便不利,渴而不呕,但头汗出,往来寒热,心烦者,此为未解也,柴胡桂枝干姜汤主之	胆热脾寒	往来寒热,胸胁满微结,但头汗出,小便不利,渴而不呕,心烦,或大便溏泄等症	柴胡、桂枝、干姜、天花粉、黄芩、牡蛎、炙甘草	和解散寒,生津敛阴

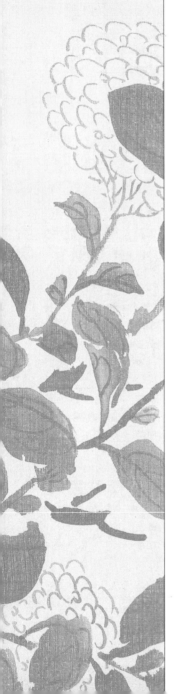

第十六章　小建中汤

一、经典原文

1. 伤寒,阳脉涩,阴脉弦,法当腹中急痛,先与小建中汤;不差者,小柴胡汤主之。(《伤寒论》第100条)

2. 伤寒二三日,心中悸而烦者,小建中汤主之。(《伤寒论》第102条)

3. 虚劳里急,悸,衄,腹中痛,梦失精,四肢酸疼,手足烦热,咽干口燥,小建中汤主之。(《金匮要略·血痹虚劳病脉证并治》)

4. 男子黄,小便自利,当与虚劳小建中汤。(《金匮要略·黄疸病脉证并治》)

5. 妇人腹中痛,小建中汤主之。(《金匮要略·妇人杂病脉证并治》)

二、功效主治

【功效】温补里虚,和中缓急。

【主治】中焦虚寒,肝脾不和。

三、研方心得

(一)虚劳腹痛建中焦,阴阳辨明用桂芍

从伤寒论原文出发,小建中汤乃桂枝汤倍芍药加饴糖化裁而来,重用饴糖甘温之性,与桂枝辛温助阳,与芍药酸甘化阴,本为中焦虚弱,因此温中补虚,使得阴阳重建,故

取为"建中"之名。中焦虚弱能够产生不同的症状,中焦虚弱,脾不升清,运化无力,气血乏元,经脉失养,故可见惊悸怔忡、头晕、乏力倦怠等表现。而在此基础上,气虚日久,阳气虚弱,往往可见腹痛、喜温喜按;阳虚日久,阳损及阴,出现了遗精、手足烦热、咽干口燥、虚烦不宁的阴虚表现。因此大量使用饴糖以补其不足,阴阳不足,在不同的人身上有不同的表现,就此可以斟酌酸甘化阴和辛温助阳的芍药及桂枝的用量。

(二)东垣加减用五法,重视脾气上升之性

建中者,建立中气以达四旁也,即建中以升阳也,此为小建中汤的配伍意义。但立法有缓有急,有散有收,或升或降,或浮或沉,根据病情变化,李东垣在《脾胃论》中,对小建中汤提出加减五法的运用,如果患者没有大发热,不能进食,口渴饮水,系津液不升,肌中燥热,加之本证阳气虚损,阴火内生,此为燥热阴火所致,当燥热阴火在表在里时,表以葛根升津去热,里以芩、连、柏直折泻火;当燥热阴火在气在血时,即出现怕冷,体温升高,烦躁,口渴,脉洪大,系阴火侮土致阳明胃燥炽盛,热结于里,可用小建中汤之外的方剂,白虎汤清胃热,若喘息,可用白虎加人参汤;若心下痞闷不舒,是湿热中阻,可在小建中汤中加黄连、黄芩,但必须减去饴糖、甘草、大枣等甘味药,避免甘满中致呕,此为脾虚痞满加减法;当脾虚外感时,可在此方中加羌活、防风、黄芪加倍以建中;火源于五脏气郁,阴火郁于内,炽于外,故在苦寒直折泻其阴火同时,可加辛寒之品以发散其郁,火得宣散而外解,此即火郁发之之义也。由此可以看出东垣所论阴火、大热、胃热等,皆为人体内生之火,非外来之热,是人体元气因脾胃失枢而郁滞所化之火。因此东垣更重视其在用药上的脾气上升之性。

(三)三建中汤药精准,配伍精巧辨方证

仲景思想认为"有一分胃气,便有一分生机",而建中法将保胃气阐述尽为详细,创立三建中汤,三建中汤病机均为脾胃虚寒,三建中汤也均以温中补虚为大法。小建中汤主要治疗中焦虚寒、气血不足而兼伤寒表证、脾虚腹痛兼少阳邪郁证、虚劳病中焦虚寒、阴阳两虚证、"黄疸"病属脾虚气血不足证、房劳过度所致诸证。黄芪建中汤方较小建中汤补虚作用更强,阴阳俱虚偏于脾胃气虚者应用黄芪建中汤疗效颇佳。大建中汤适用于素体虚、病情急且重、腹痛较重的患者,即中阳虚弱而脘腹冷痛、阴寒内盛而上逆之证。小建中汤证症状表现较轻,症状主要表现为腹痛(喜温喜按),腹胀,脘闷,腹部畏寒,身倦乏力,四

肢畏寒,口淡不渴,舌淡苔薄白,脉沉细或弦紧;黄芪建中汤证为小建中汤证兼见气虚者,临床常用于治疗虚寒性消化性溃疡患者,症见胃痛日久,痛处喜按,饥饿则痛,得食痛减,喜热畏冷,舌苔薄白,脉虚而缓;大建中汤证症状表现较严重,腹痛也较小建中汤证更为剧烈。

（四）体质多白瘦干枯,饥烦怒悸腹痛秘

体形消瘦,胸廓扁平,肌肉不发达或萎缩;皮肤无光泽,年轻时皮肤白皙而细腻,中年以后皮肤干枯;头发黄细软、稀少;舌质嫩;易饥,一吃就饱,食量小,进食慢,好甜食;易烦躁,性格比较开朗,但容易烦躁,容易激惹,特别在饥饿时;易疲劳,易肢体酸痛等;易心悸,出汗;腹痛便秘,甚至如栗状。

四、临床应用

（一）个人验案

患者全某,2019 年 7 月就诊。自述半年来胃脘部疼痛反复发作,加重 2 月有余,自服止痛药(具体药物不详)后疼痛未见缓解,遂于附近医院就诊,胃镜示:浅表性胃炎。医生予兰索拉唑肠溶片,经治后症状缓解,后因聚餐过食后上述症状再次发作,为求中西医结合治疗于我院就诊,刻下症见:胃痛反酸,食欲不振,喜食热,无口苦,伴见手足心热,时有烦躁口干,舌淡黯,苔薄白,脉弦涩,重按无力。

中医诊断:胃脘痛。证属脾胃虚弱兼有气滞血瘀,治疗当以和胃化瘀止痛。

处方:桂枝 10g、白芍 30g、生姜 10g、大枣(擘)20g、莪术 10g、蒲黄 6g、海螵蛸 10g、饴糖(烊化)30g、五灵脂 10g、炙甘草 6g。7 剂,水煎服。

按语:《金匮要略·血痹虚劳病脉证并治》:"虚劳里急,悸,衄,腹中痛,梦失精,四肢酸痛,手足烦热,咽干口燥,小建中汤主之。"可见小建中汤是治疗胃脘疼痛的特色方证,具有健脾和胃、解痉止痛的功效,本案患者胃脘疼痛半年余,久病正必虚,加之喜食热,食欲差,舌淡苔白,均为中焦虚弱,阳气不足之象;本次症状复发,伴见五心烦躁,以及口干之象,乃阳损及阴,阴阳两虚之证,遂投以小建中汤,方中重用甘温质润的饴糖以温中补虚、和里缓急;以桂枝、饴糖辛甘化阳,白芍、甘草酸甘化阴止腹痛;胃为多气多血之腑,久病入血,舌黯,脉弦涩,为气滞血瘀之象,配合莪术、蒲黄、五灵脂以活血化瘀,海螵蛸以制酸

止痛。

（二）名家医案

1. 龚子夫医案[①] 刘某，女，13岁，2013年11月8日初诊。咳嗽2月余，病程缠绵难愈，现咳嗽加剧，晨起咳嗽，痰多色白，且流清涕，面色无华，体形瘦弱，精神萎靡，自汗盗汗，纳差少食，畏风寒，夜间体温37.8℃左右，舌质淡红苔薄白，脉细濡，左寸较浮。胸透：心肺（－），血常规均正常，严重期以服用抗生素类药物为主，缓解期服用止嗽散、沙参麦冬饮等方，仅能维持病况。龚教授四诊合参，诊断为久咳伤阳，遂投小建中汤加减，治法培土生金。处方如下：桂枝5g，白芍10g，甘草3g，饴糖15g，款冬花8g，射干6g，生姜3片，大枣（擘）3枚。水煎服。11月12日复诊，服药后汗敛咳减，已不畏风寒，食欲渐复，仍守原方加温肾敛肺之品服之。处方：桂枝、神曲各6g，白芍15g，甘草、肉桂各3g，五味子3枚，生姜3片，饴糖20g。连服4剂，诸症均愈。

按语：龚教授认为历来经典文献中，用小建中汤来治疗中焦虚寒之腹痛、泄泻等病症为多。小建中汤临床治疗范围广泛。第一，可用于心虚证，其表现心悸心烦失眠，病机为心之气血两虚，甚则可以用于脾气虚导致的心脏病。第二，是脾虚证，如腹中急痛，痛感绵绵或隐隐作痛，而且喜温喜按，伴有纳差乏力可首选小建中汤。第三，小建中汤可以祛邪，常用于虚人外感发热恶寒等，只要仍有表征，可在小建中汤中加减解表药物。

2. 黄煌医案[②] 患者，女，18岁，体瘦，肤白。痛经，小腹疼痛剧烈，月经前大便不通畅，胃不舒服，以前做过结肠切除术，月经周期不定，月经不调，有经前紧张症。于2012年9月3日在江苏省中医院首诊，黄师处方：桂枝10g，肉桂5g，白芍30g，生甘草5g，干姜5g，红枣30g，生麦芽40g，麦芽糖50g，当归10g。每日1剂，水煎服。服用5剂后，痛经缓解。1个月后，经前症状改善明显，小腹疼痛减轻。

按语：治疗痛经有许多方子，此女性患者痛经选用小建中汤是由于其体瘦、肤白，符合小建中汤的体质要求，又其主诉为腹痛，经常性腹痛时可用小建中汤缓急止痛，但是本方证不拘于腹痛。小建中汤重用饴糖一升。饴糖为滋补剂，有强壮与缓和作用。小建中汤可补其不足，缓解消耗状态，从而达到改善体质的目的。

① 朱治铭,许燕玲,蒋小敏.龚子夫教授应用经方医案3则[J].新中医,2016,48(6):246-247.
② 钱丽超,刘西强.黄煌教授运用小建中汤经验举隅[J].四川中医,2014,32(8):137-138.

3. 杨锦堂医案[①] 王某,女,33岁,工人,1996年11月9日就诊。2个月来左腹胀痛,胃脘不舒,饭食稍硬则胃胀痛,只能吃稀饭。不恶心,大便干。时有胸闷,后背脊椎骨痛。按查腹部,按之濡,脐间动脉搏动明显。舌质淡,苔薄白,脉弦细。寻问病因,患者诉骑摩托车3年,经常顶风受凉,罹患此病。近2个月来月经均淋漓10余天不净,量少色淡,带下色白,绵绵不断。杨老诊为脾胃虚寒腹痛,用小建中汤加味。桂枝12g,白芍30g,炙甘草10g,生姜10g,大枣6枚,党参20g,半夏15g,乌药9g,陈皮10g,炒蒲黄15g,川续断10g,炒麦芽10g,砂仁3g。每日1剂,水煎服,分2次温服,服时加蜂蜜2匙(无饴糖蜂蜜代之)。11月14日2诊,服药5剂后腹痛减轻,饮食增加,精神愉悦。效不更方,乌药减为3g,继服5剂。3诊时腹痛基本消失,纳增便调。仍遵原义调治月余,诸症皆愈,漏下亦止,月经恢复正常。

按语:《伤寒论》"辨不可发汗病脉证并治"与"辨不可下病脉证并治"两篇中有动气在脐之上下左右,不可发汗与不可下的数条条文:动气在右,不可发汗,发汗则衄而渴,心苦烦,饮即吐水。动气在左,不可发汗,发汗则头眩,汗不止,筋惕肉𥆧。动气在上,不可发汗,发汗则气上冲,正在心端。动气在下,不可发汗,发汗则无汗,心中大烦,骨节苦疼,目运,恶寒,食则反吐。谷不得前。动气在右,不可下,下之则津液内竭,咽燥、鼻干、头眩、心悸也。动气在左,不可下。下之则腹内拘急,食不下,动气更剧。虽有身热,卧则欲蜷。动气在上,不可下。下之则掌握热烦,身上浮冷,热汗自泄,欲得水自灌。动气在下,不可下。下之则腹胀满,卒起头眩,食则下清谷,心下痞也。讲的是从脐的四周表现出的动气,可以测知对应的五脏脏气的虚损。五脏皆有动气,《难经》曰:"脾内证,当脐有动气。"凡患者诉说是腹部疼痛的病症,杨老必仔细按查腹部。该患者脐间有气筑筑然跳动,杨老精心诊查认为是中阳已虚,气血俱乏。腹中疼痛,胃脘不舒,漏下白带诸症皆因脾虚虚寒所致。故用小建中汤加味补脾为主,温建中阳而兼养阴,和里缓急而能止痛,收效甚佳。

4. 王阶医案[②] 患者,男,60岁,心悸气短5年余,加重1周,患者5年前出现心悸、胸闷。当地医院诊断为"房性期前收缩""冠状动脉供血不足""高血压病",近1周来劳累后出现心悸、气短、胸闷乏力,伴头晕,在当地服活血化瘀类药无效。舌质淡红,苔薄,脉弦弱。心电图示:窦性心动过缓、频发房性期前收缩伴差异传导、慢性冠状动脉供血不足。辨证为中气不足,气血亏虚。

---

① 赵冀生.杨锦堂教授医案四则[J].天津中医,1997(5):2-3.
② 邵世才.王阶教授临床经方医案浅析[J].环球中医药,2015,8(8):972-974.

方选黄芪建中汤加减治疗:炙黄芪15g,党参15g,桂枝10g,白芍20g,炙甘草10g,大枣15g,生姜10g,五味子10g,枸杞子15g。水煎服,每天1剂。二诊:服上药2周后,乏力气短明显好转,期前收缩每分钟3次,偶有眩晕,上方加入生龙骨、生牡蛎各15g续服。后随访至今,未见复发。

按语:该患者劳累后诱发心悸胸闷,伴气短乏力,此由中气不足,气血亏虚,心失所养所致,属于虚证。故服活血化瘀、平肝潜阳之品均无疗效。王阶教授言,目前有些中医见病忘人,头痛医头,脚痛医脚。见冠心病便予活血化瘀之品,如丹参、三七、川芎等药,全然不顾患者虚实、寒热,这样开方出来了无寸效便可想知。该案用小建中汤加味治疗,加黄芪、党参具有补气安神功效,五味子具有"益气、补不足、强阴"等功效,配合枸杞子滋补肝肾,方证相合,故疗效明显。

(三)临床应用

1. 神经性皮炎[①]　患者,男,10岁,右侧颈部、肩背部黑色片状皮损,其他部位散在分布,多方治疗未见疗效。初诊:患者面色萎黄无光泽,平素不喜饮水,喜吃甜冷之品,纳少,便秘,睡眠不安。舌黯,苔少。处方:桂枝30g,白芍60g,炙甘草30g,生姜30g,大枣12枚,牡丹皮20g,败酱草30g。14剂,水煎服。嘱忌食冷、辣、海鲜等食物。二诊:患者饮水尚可,大便畅,皮损未见增加,其他症未见好转。处方:桂枝30g,白芍60g,炙甘草30g,生姜30g,大枣12枚,牡丹皮20g,败酱草30g,黄精30g,远志30g。14剂,水煎服。三诊:患者父母自述皮损虽未见明显改善,但其他症状均缓解。原方14剂,水煎服。四诊:患者皮损明显缓解,颜色减轻,面色有光泽,睡眠安。处方:桂枝30g,白芍60g,炙甘草30g,生姜30g,大枣12枚,牡丹皮20g,败酱草30g,远志30g。14剂,水煎服。嘱患者需较长时间服药。

2. 反复性感冒[②]　刘某,女,62岁,2004年10月来诉经年反复感冒,如劳汗更衣不及时,或汗出见风,或天气稍转寒添衣不及,或某顿饭贪食后均可致感冒,切双脉沉而无力,舌淡苔白,观前人用方,多以玉屏风散加减,今投方桂枝15g,芍药30g,生姜10g,炙甘草10g,大枣4枚,黄芪15g,党参15g,30剂,嘱每日1剂水煎汁300ml,分早晚两次服用,先服7剂,余药在二十四节气每交替时服用,每日1剂,连服3剂,至服完为止。后患者又带一同证患者来诊,诉

① 张小波,王志刚.王志刚运用小建中汤验案举隅[J].湖南中医杂志,2018,34(2):86.
② 吕沛宛.小建中汤新用验案举隅[J].辽宁中医杂志,2010,37(3):537.

疗效甚好。

3. 田螺中毒[①]　常某,男,14岁,初中学生,2001年5月2日初诊。家人诉4日前在街市吃带壳卤制田螺约250g,食后上学,课间突然脘腹挛痛,在小诊所输液未果。连夜转县中医医院,住院3日,用药不详,腹痛不但未减轻反而加重,已几夜不能入睡,4日没有进食,稍进则呕吐不止。初期腹泻,近2日大便未解,病情逐日加重。视面色不华,形容憔悴,双手按腹,肢体蜷缩,精神萎靡不振,呻吟绵绵,时而大喊腹痛,心烦不安,唇干,舌红少津,脉弦。症由过食寒凉,损伤脾胃,脾阳不振,胃阴亏损致脾胃虚寒腹痛,治以温中补虚,缓急止痛,方小建中汤:桂枝10g,白芍药30g,甘草10g,大枣4枚,生姜10g,水400ml煎至200ml,入饴糖50g溶化,热服。晚十时左右服下约15分钟呕吐1次,为药液,吐后舒适安静入睡,一夜未诉腹痛。次晨精神转佳,服第二剂后无不适,也未吐,服药液约30分钟,思食,嘱调稀粥一小碗服下,精神顿爽。前方再服1剂,痊愈,增1剂以巩固疗效。

(四)临床研究

1. 小儿肠痉挛[②]　徐震等对小儿肠痉挛(脾胃虚寒型)患者进行了观察,其临床表现为复发性脐周痛,或伴上腹部痛,甚至全腹痛,伴有恶心、呕吐、四肢不温等症状,中医诊断为腹痛(脾胃虚寒型)。采用小建中汤原方治疗,结果显示:治愈14例中,腹痛消失,6个月未复发;好转3例中,腹痛次数减少,症状减轻,总有效率89.5%。

2. 消化性溃疡[③]　黄慧对消化性溃疡患者进行了观察,将50例消化性溃疡患者随机分为治疗组、对照组各25例。治疗组给予小建中汤加减,对照组给予西药三联疗法,治疗4周。结果显示:治疗组25例中,治愈10例,显效8例,有效6例,无效1例,总有效率为96.0%;对照组25例中,治愈8例,显效7例,有效7例,无效3例,总有效率为88.0%。

3. 慢性腹泻[④]　将50例慢性腹泻患者随机分为治疗组与对照组,两组患者在一般治疗及补液治疗的基础上,治疗组加服小建中汤,对照组对症治疗,腹痛者加用匹维溴铵片50mg,日两次,腹胀者加用多潘立酮片(10mg),日

① 常旭.小建中汤治愈田螺中毒1例[J].安徽中医临床杂志,2002(3):236.
② 徐震,高峰.小建中汤治疗小儿肠痉挛19例临床观察[J].陕西中医学院学报,2001,24(3):27-28.
③ 黄慧.加味小建中汤治疗消化性溃疡25例临床观察[J].中医药导报,2007,13(6):38-43.
④ 文黛薇,赖瑜梅.小建中汤治疗慢性腹泻50例临床观察[J].内蒙古中医药,2013,32(17):1.

三次。观察慢性腹泻患者治疗前后症状体征的变化,并对两种疗法的临床疗效进行对比。结果:服用小建中汤患者的症状和体征明显好转,经统计学分析,与对照组比较有显著性差异($P<0.05$)。结论:小建中汤能有效治疗慢性腹泻。

4. 习惯性便秘[①]　本组 20 例习惯性便秘患者均为本院门诊患者,均排除有器质性病变,为单纯性便秘。以小建中汤加味治疗。20 例经治 1~4 疗程后,痊愈(大便通畅,松软成形,腹部痞满、胀症状消失,停药 1 月内无复发)16 例;有效(服药期间大便松软易解,停药后时有复发)4 例。

5. 顽固性失眠[②]　张传平对顽固性失眠患者进行了临床观察,患者以夜难入寐,寐后多梦,易醒,醒后难入睡,舌淡红,苔白,脉虚大无力等为主要临床表现。全部病例随机分成治疗组 34 例,对照组 20 例,治疗组用小建中汤加减治疗,对照组用阿普唑仑。结果显示:治疗组 34 例中,总有效率 100%;对照组 20 例中,总有效率 70%。

6. 焦虑症[③]　将 66 例焦虑症患者随机分为治疗组和对照组各 33 例,治疗组应用以小建中汤治疗,对照组应用舒肝解郁胶囊治疗,疗程均为 6 周。采用汉密尔顿焦虑量表(HAMA)于治疗前及治疗 6 周末评定临床疗效,用药不良反应于治疗 6 周末评定药物不良反应。结果:治疗 6 周末,两组治疗前后汉密尔顿焦虑量表评分有显著性差异($P<0.05$),两组间不良反应程度比较有显著性差异($P<0.05$)。治疗组有效率为 97%,对照组为 90.9%,治疗组优于对照组。治疗组不良反应程度明显低于对照组。结论:小建中汤治疗轻中度焦虑症疗效优于舒肝解郁胶囊,不良反应较舒肝解郁胶囊轻。

附1　名家论述

1.《金匮要略心典》(尤在泾)　是故求阴阳之和者必于中气;求中气之立者必以建中也。

2.《医方集解》(汪昂)　昂按:此汤以饴糖为君,故不名桂枝芍药而名建中,今人用建中者,绝不用饴糖,失仲景遗意矣。

3.《医方考》(吴昆)　肉桂与桂枝不同,枝则味薄,故用之以解肌。肉则

① 张春蓉．小建中汤加白术治疗习惯性便秘 20 例[J]．新中医,2004,36(2):61.
② 张传平．小建中汤加减治疗老年性失眠 34 例[J]．实用中医药杂志,2001,17(8):16.
③ 张玉莲,桑希生．小建中汤治疗焦虑症 33 例[J]．中国中医药现代远程教育,2015,13(16):139-140.

味厚,故用之以建里。

4.《伤寒明理药方论》(成无己)　脾者,土也,应中央,处四脏之中,为中州,治中焦,生育荣卫,通行津液。一有不调,则荣卫失所育,津液失所行,必以此汤温建中脏,是以建中名焉。胶饴味甘温,甘草味甘平,脾欲缓,急食甘以缓之,健脾者,必以甘为主,故以胶饴为君,甘草为臣;桂辛热,辛,散也,润也,荣卫不足,润而散之;芍药味酸微寒,酸,收也,泄也,津液不逮,收而行之,是以桂、芍药为佐;生姜味辛温,大枣味甘温,胃者卫之源,脾者荣之本……甘辛相合,脾胃健而荣卫通,是以姜、枣为使。

5.《脾胃论》(李东垣)　以芍药之酸于土中泻木为君;饴糖、炙甘草甘温补脾养胃为臣;水挟木势亦来侮土,故脉弦至腹痛,肉桂大辛热,佐芍药以退寒水;姜、枣甘辛温,发散阳气,行于经脉皮毛为使。建中之名于此见焉。

6.《伤寒来苏集》(柯琴)　此肝火上逼于心脾,于桂枝加芍药汤中更加饴糖,取酸苦以平肝脏之火,辛甘以调脾家之急,又资其谷气以和中也。此方安内攘外,泻中兼补,故名曰建。外症未除,尚资姜、桂以散表,不全主中,故称曰小。

7.《千金方衍义》(张璐)　桂本血药而辛温散邪,恐其动血,故以芍药护持荣气,不能随桂外泄,得甘草之甘温,而和寒热诸邪,姜、枣之辛甘,而和荣卫诸气,为风伤卫之首方,参入胶饴一味,取稼穑之甘,便为建中专药,所以寒伤荣之尺中脉微,虚寒之里气不足,咸赖乎此,允为虚羸和解中外之圣法。小建中为诸建中之母,本桂枝汤表药,藉胶饴之甘温入脾通津。

8.《伤寒溯源集》(钱潢)　建中者,建立中焦之脾土也。盖土为五行之主,脾为四脏之本,即《洪范》建中立极之义也。中气虚馁,脾弱不运,胃气不行,致心中悸动,故以建立中气为急也。谓之小建中者,以风邪未解,未可以参、术补中,只加胶饴,倍芍药于桂枝全汤,和卫解郁之中以稍裨中土,故谓之小建中汤。芍药性虽酸收,既无寒邪,在所不计,李时珍谓其益脾,能于土中泻木,故倍用之。饴糖为米蘖之上品,能和润中州……中气既和,阳邪得解,则心中之悸烦自止矣。

附2 类方鉴别 (见表16)

表16 小建中汤类方鉴别

方名	原文	病机	症状	组成	治则
小建中汤	伤寒二三日,心中悸而烦者,小建中汤主之	中阳衰弱,阴寒内盛	脘腹拘急时痛,喜温喜按,伴有心悸虚烦,面色不华,手足烦热,咽干口燥,舌淡苔白,脉弦细而缓	饴糖、桂枝、芍药、炙甘草、生姜、大枣	温补里虚,和中缓急
黄芪建中汤	虚劳里急,诸不足,黄芪建中汤主之	中焦虚寒之气虚	腹中时时拘急疼痛,喜温喜按,少气懒言;或心中悸动,虚烦不宁,劳则愈甚,面色无华;或伴神疲乏力,肢体酸软,手足烦热,咽干口燥,舌淡苔白,脉细弦	黄芪、桂枝、白芍、生姜、甘草、大枣、饴糖	温中补气,和里缓急
当归建中汤	《千金》内补当归建中汤,治妇人产后虚赢不足,腹中刺痛不止,吸吸少气,或苦少腹中急,摩痛引腰背,不能食饮。产后一月,日得服四五剂为善,令人强壮宜	中焦虚寒之气血亏虚	产后虚赢不足,腹中隐痛不已,少气,或小腹拘急挛痛引腰背,不能饮食者	当归、桂心、芍药、生姜、大枣、炙甘草、饴糖	温补气血,和血止痛
坚中汤	坚中汤,治虚劳内伤,寒热,呕逆吐血方	虚劳内伤	呕逆吐血	饴糖、芍药、半夏、生姜、甘草、桂心、大枣	温中补虚,降逆止呕
大建中汤	心胸中大寒痛,呕不能饮食,腹中寒,上冲皮起,出见有头足,上下痛而不可触近,大建中汤主之	中阳虚损	中阳虚衰,阴寒内盛之脘腹疼痛。心胸中大寒痛,呕不能食,腹中寒,上冲头足,上下皮起出见有痛而不可触近,舌苔白滑,脉沉紧	蜀椒、干姜、人参、饴糖	温中补虚,降逆止痛

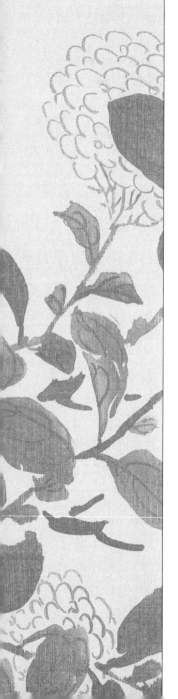

第十七章　小青龙汤

一、经典原文

1. 伤寒表不解，心下有水气，干呕发热而咳，或渴，或利，或噎，或小便不利，少腹满，或喘者，小青龙汤主之。（《伤寒论》第40条）

2. 伤寒，心下有水气，咳而微喘，发热不渴。服汤已，渴者，此寒去欲解也，小青龙汤主之。（《伤寒论》第41条）

3. 咳逆倚息不得卧，小青龙汤主之。（《金匮要略·痰饮咳嗽病脉证并治》）

二、功效主治

【功效】解表散寒，温肺化饮。

【主治】外寒内饮证。

三、研方心得

（一）外寒内饮身疼重，寒邪特点审辨之

外感不仅仅表现为恶寒发热，王绵之认为感受粉尘刺激或吹风后打喷嚏，鼻流清涕或咳嗽也是外感风寒的一种表现。从《伤寒论》六经辨证感知外感寒邪易袭太阳经，按太阳经循行部位，由于营卫气血不通会致患者一身尽痛，尤以足太阳膀胱经为主。但若阴天下雨关节拘束疼痛，此为感受风寒湿邪，在此要注意鉴别湿邪与寒邪的疼痛特点。

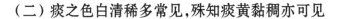

（二）痰之色白清稀多常见，殊知痰黄黏稠亦可见

对于小青龙汤的"痰"，刘渡舟认为其痰白，质地清稀，可成泡沫状，或如凉粉，或如水状。但在临床上观察患者不应局限痰色白清稀就用此方。临床饮郁化热常见，若在临床上遇到慢性阻塞性肺疾病，慢性支气管炎等属外寒里饮者，询问病史即知内有伏饮，素来咳吐清稀白痰，若急性发作可见痰黏甚者，痰黄难咳，此时可用小青龙加石膏汤；若热甚伤津，转属阳明，痰黄稠黏，大便燥者，或兼舌质红，舌苔黄者，此饮留日久，积痰化热所致，可用此方化裁，减半夏、干姜，去燥热之弊，宜加大黄、元参、麦冬以化饮兼清燥热。

（三）水色、水环与水斑，"三水"之辨需审之

刘渡舟提出在辨识小青龙汤证时"三水"尤为重要，"水色"即患者呈现面部黧黑之色，其为肾水外溢；或两目周围呈现黑圈，互相对称的"水环"；或见头额、鼻柱、两颊、下颌的皮里肉外之处出现黑斑，称为"水斑"。

（四）细辛、干姜、五味子，经典的化痰角药

细辛、干姜、五味子的配伍是一个经典的化痰组药，亦可称之为角药。干姜、细辛温肺化痰，五味子防诸药发散太过，耗伤肺气。王绵之评价：细辛入少阴经，祛在里、在下的寒水之痰，这种水可理解少阴肾；干姜，温脾阳，暖肺气，合细辛祛水饮；五味子温性药，收敛肺气。

（五）适应人群

本方适宜的体质为麻黄汤证，麻黄汤证体质即人体腠理致密，皮肤较干燥，体格壮实，面色黄暗，脉象有力，舌体偏大，舌质淡红。近年来发现长时间在冷气场所工作的人也易患外感病。

四、临床应用

（一）个人验案

翟某，2017 年，6 月就诊，见其身形肥胖，眼轮淡淡泛黑色，自述平时容易感冒，3 天前海边吹风后，出现咳嗽频作，痰难咳出，呈白色，泡沫状，饮食可，舌

黄苔白腻。既往史:肺气肿,肺纤维化病史3年,否认过敏史。

中医诊断:咳嗽。证属痰热壅肺,水气郁肺。

西医诊断:肺气肿;肺纤维化。

处方:麻黄5g、桂枝10g、白芍10g、干姜5g、细辛5g、清半夏10g、五味子10g、石膏15g、炙甘草10g、麦冬10g、川贝母12g、枇杷叶10g。7剂,水煎服。

按语:患者既往肺气肿3年,平素易感冒且其形体相对肥胖,眼轮淡淡泛黑色,示机体肺卫素弱伴有饮邪内伏。外寒与内饮常互为因果,内饮易招致外寒,外寒易引动在体之饮。此次因海边吹风后而咳痰,痰质清稀、色白,夹杂泡沫,患者因平素易感冒,故肺卫虚弱,若外感风寒侵袭肺卫,肺气失宣,引动内饮,相互搏结,呈典型的小青龙汤证。姜佐景言其咳而属于水气者用此方。水气是什么?又言邪气之属于水者也。如本案翟某因素体本就有痰饮,为风寒所激。因其痰难咳,舌黄而苔白腻,考虑其痰湿蕴积日久,郁而化热,故以石膏清除部分内热,配合枇杷叶、贝母、麦冬清肺润肺,止咳化痰。7剂后,患者自述明显好转。

(二) 名家医案

郭子光医案[①] 男患,38岁,过敏性哮喘已数年,近5日感到胸部紧闷,晚间尤甚,喘如拉锯,不能平卧,但咳嗽不多,甚少痰液,察其面苍唇紫,胸高气短,精神萎靡,舌淡苔白滑,脉滑数。处方如下:麻黄10g,杏仁1g,甘草10g,干姜10g,半夏15g,厚朴15g,白果(炒)15g,全蝎(水洗去盐,与药同煎)8g,地龙15g,僵蚕15g。1日1剂,水煎分4次,白天服2次,晚间服2次。上方服2剂喘势大减,患者就近以原方自配2剂,服毕喘平,察其舌正脉平,乃以六君子汤3剂善后调理。

按语:郭老在临床上,如遇痰多稀白,心悸气短,喘咳胸紧,背微恶寒者,常以小青龙汤原方加入上述三虫药。郭老认为,①由于患者过敏性哮喘数年,久病入络,故自拟通络方(全蝎、僵蚕、地龙),此三药为虫类,可搜剔络脉、松动病根,与小青龙汤配伍有协同之功,而有些病例单用僵蚕、地龙加大剂量,虽也有效,但不速捷,有时难起顿挫之功。②全蝎味辛,祛风解痉,风能胜湿,亦能伤阴。故个别病例服两三剂后有咽喉干燥之感,当停用,或配以石膏、麦门冬之类为佳。

---

① 郭子光.顿挫喘咳32例的经验[J].实用中医内科杂志.1989,3(1):2.

（三）临床应用

1. 过敏性鼻炎[①]　胡某,近2年来经常感冒,感冒时即出现鼻塞,喷嚏,鼻痒,流大量清涕,有时伴咳嗽。本次因受凉,上症又发,嗅觉减退,伴少量咳嗽,咳痰色白而稀,头昏,舌质常,苔薄白,脉浮紧。证属:肺气虚弱,卫外不固,风寒袭肺,上逆鼻窍。治宜温肺散寒通窍。处方:麻黄6g,桂枝8g,细辛3g,生姜3片,五味子5g,半夏10g,蝉蜕10g,杏仁10g,防风10g,苍耳子10g,白芍10g。服5剂。药后,流清涕减,无鼻塞。

2. 急性支气管炎[②]　张某,反复咳嗽咳痰不愈2月。患者平素极易感冒。此次起病因误食冷饮所致。诊见鼻塞喉痒,怕冷,咳嗽,咳痰色白而稀,舌质淡而腻滑。证属外有风寒,内夹痰饮。治宜温肺散寒,止咳化痰。处方:炙麻黄6g,干姜5g,五味子5g,细辛3g,姜半夏10g,桂枝8g,白芍10g,蝉蜕8g,防风8g,紫菀10g,款冬花10g。服5剂。二诊:症状好转。

3. 支气管哮喘[③]　患者某,男,35岁,2008年12月2日初诊。主诉咳喘反复发作已6年,诱发加重3天,6年以来每遇寒冷则发作,西医确诊为支气管哮喘。刻诊:恶风寒,咳嗽,气喘,吐白色泡沫痰,晚上有哮鸣音,胸闷,喘不得卧,舌质淡,苔白腻,脉弦细。中医诊断为哮证,证属风寒外束,寒痰阻肺。治宜疏散风寒,温化痰饮,用小青龙汤合三子养亲汤化裁:麻黄、桂枝、芍药、白芥子、苏子、莱菔子、北杏仁、陈皮各9g,制半夏12g,五味子、干姜、炙甘草各5g,细辛3g。3剂,每日1剂,水煎服。药后症状明显改善,照上方加减调理3个星期而愈。

4. 肾小球肾炎[④]　郑某,恶寒、发热、鼻塞、流清涕3天,伴咳嗽,咳痰色白而稀。今晨起眼睑面部浮肿,小便量少,大便正常。舌质淡,苔薄白,脉浮紧。证属:风邪兼寒,袭于肌表,卫阳被遏,肺气不宣。治宜:散风祛寒,宣肺行水。处方:生麻黄10g,生姜3片,桂枝5g,红枣5枚,姜半夏7g,白术15g,细辛1.5g,蝉蜕6g,杏仁6g。服3剂,发热浮肿已退,伴少量咳嗽。

① 李雅琴.《伤寒论》小青龙汤的临床应用[J].中华中医药学刊,2008(1):46-48.
② 李雅琴.《伤寒论》小青龙汤的临床应用[J].中华中医药学刊,2008,(1):46-48.
③ 温桂荣.应用小青龙汤的心得体会[J].中华中医药杂志,2013,28(3):724-727.
④ 李雅琴.《伤寒论》小青龙汤的临床应用[J].中华中医药学刊,2008,(1):46-48.

（四）临床研究

慢性心力衰竭[①]　葛素娟团队治疗慢性心力衰竭60例,对照组予西医常规疗法,包括利尿剂、血管紧张素转化酶抑制剂等对症处理。治疗组予小青龙汤加减:炙麻黄20g,蝉蜕20g,桂枝10g,赤芍20g,干姜10g,细辛6g,茯苓30g,白术30g,五味子20g,半夏10g,炙甘草10g,红参20g,山茱萸30g,大枣50g,款冬花20g。结果中医证候疗效及临床疗效均优于对照组,有效率高达92.1%。

附1　名家论述

1.《重订通俗伤寒论》(何秀山)　盖君以麻、桂辛温泄卫,即佐以芍、草酸甘护营;妙在干姜与五味拌捣为臣;一温肺阳而化饮,一收肺气以定喘;又以半夏之辛滑降痰,细辛之辛润行水,则痰饮悉化为水气,自然津津汗出而解。

2.《金匮方论衍义》(赵以德)　溢饮之证,《金匮》云当发其汗,小青龙汤治之。盖水饮溢出于表,营卫尽为之不利,必仿伤寒营卫两伤之法,发汗以散其水,而后营卫行、经脉通,则四肢之水亦消,必以小青龙为第一义也。

附2　类方鉴别（见表17）

表17　小青龙汤类方鉴别

方名	原文	病机	症状	组成	治则
小青龙汤	伤寒表不解,心下有水气,干呕,发热而咳,或渴,或利,或噎,或小便不利,少腹满,或喘者,小青龙汤主之	风寒束表,里饮内停	恶寒、发热、无汗、喘咳、痰多而稀、不得卧	麻黄、桂枝、干姜、细辛、五味子、半夏、白芍、甘草	解表散寒,温肺化饮
射干麻黄汤	咳而上气,喉中水鸡声,射干麻黄汤主之	寒饮伏肺,病位偏上	喘促气短,咳而上气,哮鸣,痰白质稀	麻黄、射干、大枣、紫菀、款冬花、生姜、细辛、五味子、半夏	温肺化饮,下气去痰

① 葛素娟.小青龙汤治疗慢性心力衰竭30例临床观察[J].山东中医杂志,2014,33(11):887-889.

续表

方名	原文	病机	症状	组成	治则
厚朴麻黄汤	咳而脉浮者,厚朴麻黄汤主之	外寒里饮郁化热,病位在上,近乎于表	恶风,发热,肢体疼痛,喘咳,烦躁,胸闷	麻黄、厚朴、石膏、杏仁、半夏、干姜、细辛、小麦、五味子	宣肺降逆,化饮止咳
越婢加半夏汤	咳而上气,此为肺胀,其人喘,目如脱状,脉浮大者,越婢加半夏汤主之	外感风热,里饮化热	发热,喘咳,烦躁,胸闷,口渴	麻黄、石膏、大枣、生姜、甘草、半夏	清肺开郁,消痰降逆
小青龙加石膏汤	肺胀,咳而上气,烦躁而喘,脉浮者,心下有水,小青龙加石膏汤主之	外寒(重)里饮化热	恶寒,发热,肢体疼痛,喘咳,烦躁,胸闷	麻黄、桂枝、芍药、石膏、甘草、半夏、干姜、细辛、五味子	解表化饮,清热除烦,兼清郁热

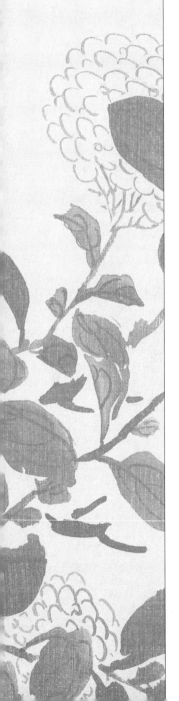

第十八章　猪苓汤

一、经典原文

1. 若脉浮，发热，渴欲饮水，小便不利者，猪苓汤主之。(《伤寒论》第 223 条）

2. 阳明病，汗出多而渴者，不可与猪苓汤，以汗多胃中燥，猪苓汤复利其小便故也。(《伤寒论》第 224 条）

3. 少阴病，下利六七日，咳而呕渴，心烦，不得眠者，猪苓汤主之。(《伤寒论》第 319 条）

4. 夫诸病在脏，欲攻之，当随其所得而攻之，如渴者，与猪苓汤，余皆仿此。(《金匮要略·脏腑经络先后病脉证》)

二、功效主治

【功效】滋阴清热利水。
【主治】水热互结。

三、研方心得

(一) 猪苓一药功效广，分清配伍意义强

猪苓汤是养阴利水剂。猪苓的利水作用强不是偶然的，与其调节气机升降和能开腠理有关。李时珍曰："猪苓淡渗，气升而又能降，故能开腠理、利小便，与茯苓同功。但入补药，不如茯苓也。"首先一药而有升降双重功能，已经引人耳目而不可多得；其次开腠理而利小便，也是难得之品，与麻黄异曲同工，只不过麻黄偏于发散，猪苓偏于淡

渗而已。《伤寒论》第 223 条"若脉浮,发热,渴欲饮水,小便不利者,猪苓汤主之",就是猪苓集"开腠理,利小便"于一身之铁证。若再看《伤寒论》第 319 条"少阴病,下利六七日,咳而呕渴,心烦,不得眠者,猪苓汤主之",说明猪苓的开腠理,实含宣肺止咳之功。猪苓与阿胶相配,利水而不伤阴,养阴而不碍湿,相反相成,实乃千古绝对。值得一提的是,猪苓只有与泽泻合用,才能润燥适均而无偏颇之患。《本草求真》早有论述,猪苓"性虽有类泽泻,同入膀胱、肾经,解热除湿,行窍利水。然水消则脾燥,水尽则气必走。泽泻虽同利水,性亦类燥,然咸性居多,尚有润存。泽泻虽治火,性亦损气,然润能滋阴,尚有补存。故猪苓必合泽泻以同用,则润燥适均,而无偏颇之患矣"。再加茯苓、滑石之淡渗利小便,阿胶之养阴润燥,主次分明。

(二)养阴利水见泻热,三焦气化可通调

猪苓汤一方,运用茯苓、猪苓、泽泻三药利水渗湿,合滑石清热利湿,阿胶养阴润燥,治疗阳明热盛伤阴,水热互结之证,有阳明发热、小便不利、口渴欲饮的表现,水湿内蕴,气化不利,邪热熏蒸或阴停津虚,亦有少阴病,少阴化热之虚烦不得眠的表现,盖有肾水内停无以内抗心火,故心阳亢盛,虚烦内扰。成无己从三焦通调水道的角度分析本方病机,认为猪苓汤乃三焦俱热也。脉浮发热者,上焦热也;渴欲饮水者,中焦热也;小便不利者,邪客下焦,津液不得下通也。有现代学者利用小样本研究发现,本方主证可见除上述口渴、心烦、小便不利,另外有咳嗽、下利、呕恶等上焦肺气上逆、中焦水犯、下焦渗利之症。

(三)猪苓汤证要明确,脏腑不离肾相关

下利是 319 条猪苓汤证首先出现的症状,同时又是猪苓汤证发展的病理因素。水热互结,攻窜于肠,而见下利。下利不止,水失液亏,更加重了肾阴虚的程度。本条亦有小便不利的症状,也是体内水液代谢失常的主要表现,但此证病机也存在热邪结聚的因素,因此小便不利一症颇能反映猪苓汤证阴虚水热互结的病机。咳而呕,是少阴停水上行攻冲的结果,与少阴肾经脉循行密切相关。也反映了"胃肾相关""肺肾相连"的病理变化。口渴是猪苓汤证的特征性症状,其一是阴津虚亏,不润于口;其二是水热互结,津不上乘。故下利而不渴,多为里寒;下利而口渴,则为里热。心烦失眠也是少阴热化证的特征性症状。少阴心肾,分司火水,心火居上能下温肾水,肾水在下可上济心火,而使水火既济,心肾相交。倘肾水亏虚,不济心火,则心火无制而亢,扰于神明,则

心烦不眠。

（四）适应人群

本方临床使用时并无特定的体质特征。将此方证应用指征归纳为"小便不利、渴欲饮水、脉浮无汗发热、或然证（或咳，或呕，或下利，或心烦不得眠）"，或以尿路刺激症状为表现的疾病，如肾结石、膀胱炎、放射性膀胱炎或尿道炎、前列腺炎等；以腹泻为表现的疾病，如急性肠炎、溃疡性结肠炎等；以出血为表现的病症，如尿血、肠道出血、子宫出血等。

四、临床应用

（一）个人验案

李某，女，61岁，2019年12月2日就诊，患者自述咳嗽，夜内喘息，头晕目眩，夜寐差，夜尿频多，咳嗽尿遗，手足心热，面赤，汗出，舌质红苔薄腻，脉沉滑。

中医诊断：咳嗽（水热互结）。

处方：猪苓15g、茯苓15g、泽泻15g、阿胶15g、滑石10g、人参10g、桂枝10g、焦白术10g、熟地黄15g、生地15g、山茱萸10g、牡丹皮15g、麦冬10g、五味子10g、益智仁10g、白芍10g、蔓荆子10g、石膏15g、葛根10g。7剂，水煎服。

按语：《伤寒论》："少阴病，下利六七日，咳而呕渴，心烦不得眠者，猪苓汤主之。"其可用于治疗咳嗽证。患者咳嗽，头晕目眩，夜尿频多，脉沉滑，故判定基本病机为三焦气化失司，水道不利。水湿流动不居，水湿上干于肺，肺气失于宣降见咳；致清阳不升见头晕目眩；影响膀胱气化见尿量多。患者夜寐差，手足心热，面赤等提示患者肾阴虚。若纯利水，内热不消，恐伤阴液，纯滋阴恐致水湿加重。故运用清热育阴利水之法，两者兼顾，方选猪苓汤加减。方中猪苓、茯苓淡渗利水，泽泻直达肾与膀胱，利水渗湿兼能清热，白术健脾燥湿，促进运化，既能化水为津，又能输津四布，更用桂枝温通阳气，内助膀胱气化，协渗利药以布津行水。肾阴虚，故加入生地黄、熟地黄、山茱萸、白芍等滋阴补肾。牡丹皮、麦冬滋阴生津，五味子收敛固涩、益气生津、补心凝神；蔓荆子、石膏、葛根清热生津，宣通肺气；益智仁温脾摄津，暖身缩尿，针对患者夜尿频多，遗尿等症状。诸药合用,以增强养阴利水之功,祛邪不伤正,扶正不留邪。

(二)名家医案

1. 黄煌医案[①] 李某,女,46岁。2014年体检发现鳞癌抗原(SCC)升高,妇科B超示宫颈占位可能,TCT查见癌细胞。3月13日于某医院行"广泛子宫切除+盆腔淋巴结清扫术"。已接收多次放化疗,既往糖尿病史2年余。刻诊:体形中等,面黄少泽,双手肤色黯,尿道口分泌物多,伴尿频、尿失禁,夜尿2次;记忆力下降,脚汗重;易烦躁,夜寐不沉;舌黯红,脉浮数。辨证:水热蓄结下焦,手术与放化疗致阴血受损。治则:利水渗湿、滋阴清热。处方:猪苓20g,茯苓30g,泽泻30g,阿胶(烊化)10g,滑石(包煎)20g。每日1剂,水煎服,服5天停2天。后期均以猪苓汤加减,回访时患者已停药近半年,自我感觉尚佳,复查相关指标唯血脂稍高,余无明显异常,嘱患者日常生活中调节。

按语:本患者因宫颈癌手术、放化疗后出现不适而求诊,以尿道口分泌物较多,伴尿频、尿失禁,易烦躁,夜寐不沉,记忆力下降等为主要见症,结合舌黯红、脉浮数,具猪苓汤使用指征,方证相应,故处以本方。

2. 萧伯章医案[②] 谷某之子,年十余岁,其父携之求诊。据云咳嗽、发热、口渴,小便不甚利,服发散药不愈,已数日矣。同道二人先后拈脉毕,皆主小青龙汤,正写方未毕,余适自外归,询知其状,即持脉,浮而微数,心知方错,未便明言。写方者询方是否?即慢应曰是。病者去,乃谓之曰:顷间方症不对,试再细思。一人曰:先生必别有妙方,请明示之。余曰:小青龙证,仲师虽未言脉,然即表不解三字推之,则可知其脉必浮紧也。今脉浮而微数,乃是猪苓汤证,试取《伤寒》《金匮》细阅自知。吾意病者明日必来,当照方更正。次日,其人果来,谓方无效,乃为疏猪苓汤,一剂知,三剂疾如失。

按语:咳嗽之疾有虚有实,然多择之于肺失宣发肃降,宣肺止咳是其常法,而此案利水养阴而咳止,是其变。《伤寒论》319条"少阴病,下利六七日,咳而呕渴,心烦不得眠者,猪苓汤主之",即言治咳之变法,此案即其佐证。案中"小便不甚利",说明气化不利,水邪内停;水液代谢失常,津不上承则"口渴",更有"咳嗽、发热"之类表证,看似外寒里饮之小青龙汤证,然脉见浮数,数为热,即内有热邪。以小青龙汤辛温之剂治水热互结之证,故用之不效。后改用猪苓

① 石海波,梅莉芳,周红光.黄煌运用猪苓汤调治宫颈癌放化疗后经验[J].上海中医药杂志,2017,51(7):31-33.
② 朱晓乐,司国民.萧伯章活用经方验案举隅[J].山东中医杂志,2016,35(5):471-472.

汤育阴利水清热,阴复热清水利则渴止、热解、小便利。水邪去则肺气调,咳嗽自止。

(三)临床应用

1. 失眠[①]　患者,女,55 岁。主诉:失眠 3 年。3 年前因淋证产生尿痛、尿急、尿频症状致失眠,治疗 3 天后尿频尿急减轻,但失眠久不缓解,经外院确诊为轻度膀胱炎,屡经中西药治疗无果,每晚夜尿仍有 5~6 次。2013 年 12 月 12 日首诊,患者入睡困难,夜尿每晚 5~6 次,口渴欲饮但量不多,舌质红,舌体瘦小,脉细数。中医诊断:失眠(不寐);证属素体阴虚内热,水热互结;治以滋阴清热、利水安神。选用猪苓汤。处方:猪苓 20g,茯苓 15g,泽泻 15g,阿胶(烊化)10g,滑石 30g。6 剂,水煎服,早晚各服 1 次。12 月 20 日复诊。口渴欲饮缓解,每晚夜尿 2~3 次,尿量正常,窘迫感消失,睡眠基本正常。原方加丹参、酸枣仁、白芍,服 10 剂症状消失。

2. 阵发性房颤[②]　患者女,53 岁,2016 年 4 月 21 日初诊,主诉:阵发性心慌 5 年,再发 3 天。患者 5 年前无明显诱因突发心慌,赴当地医院就诊为"阵发性房颤",应用胺碘酮转复治疗后,心律恢复正常。近一年来病情反复发作,于本地医院住院治疗,效果欠佳。3 天前劳累后出现心慌,无胸闷、胸痛,伴乏力、心烦、汗出,偶有头晕脑鸣,入睡困难。脉弦滑,舌质红,苔厚腻多津,舌根部微黄。小便黄,大便干,每 2 日 1 次。自诉夜间盗汗,睡眠差,梦多。面色无华,下唇可见黑痣,绝经 3 年。心电图检查示心房颤动,室性期前收缩二联律,V5、V6 导联 ST-T 压低。既往冠心病病史 10 年,阵发性房颤 5 年,平素未规律服用药物治疗。四诊合参,辨证为少阴水热互结,予猪苓汤治疗。处方:猪苓 15g,茯苓 30g,泽泻 15g,滑石 15g,阿胶 15g。服上方 5 剂,心慌、心烦向愈,睡眠亦好转。继服 5 剂后,诸症基本消失,心电图检查示窦性心律,房颤消失。

3. 癌性腹泻[③]　患者李某,男,75 岁。2015 年 8 月 14 日就诊。该患者 2 个月前因腹痛、腹泻于当地医院行腹部及盆腔 CT 检查,确诊为直肠癌肝转移。患者未行手术及放化疗。近 2 周出现腹泻进行性加重,每日最多可达 10 余次,经外院静脉补液,口服蒙脱石散后,症状略有减轻,现转求中医治疗。四诊:神

①　李春艳. 从少阴辨治失眠验案 2 例[J]. 广西中医药,2014,37(2):56.
②　王国瑞. 猪苓汤治疗心律失常验案分析[J]. 世界最新医学信息文摘,2018,18(24):204-206.
③　杜国强,阎丽珠. 猪苓汤加减治疗阴虚水热互结型癌性腹泻[J]. 光明中医,2017,32(1):40-41.

清,精神差,消瘦,乏力,下腹部隐痛,按之得舒,口渴欲饮,心中烦乱不得卧,泄泻如注,质稀色黄,偶有脓血,小便短赤,纳少,寐差,双下肢肿,舌绛少苔,脉弦细数。四诊合参,辨为阴虚水热互结,下注肠间所致。治宜育阴清热,利水止泻。予猪苓汤合黄连阿胶鸡子黄汤。处方:猪苓 15g,茯苓 12g,阿胶(烊化) 10g,泽泻 10g,滑石(包煎)20g,黄连 12g,白芍 10g,生甘草 6g。服药 3 剂后泻减,日行 4~5 次,守方加当归 10g,木香 6g,再服 5 剂,泻止,日行大便 1~2 次,诸症得减。

4. 便秘[1]　童某,女,63 岁。2012 年 12 月 17 日初诊:患者便秘十余日,心情烦躁,口干,咽干,渴欲饮水但饮水不多,多则胃脘不适,纳可,小便可,寐可,舌黯,苔黄燥,脉弦数。处方:猪苓 15g,茯苓 20g,泽泻 20g,滑石 15g,阿胶(另包,烊化)15g,当归 15g,火麻仁 15g,肉苁蓉 15g,虎杖 15g,车前子 30g。14 付,水煎分服。

(四)临床研究

1. 尿路感染[2]　以就诊于我院的反复发作的尿路感染女性患者 126 例作为研究对象,随机分为中医组和西医组各 63 人,分别予以猪苓汤加减及左氧氟沙星片治疗 3 周。结果显示两组患者治疗后症状均较前有明显缓解($P<0.05$),且治疗后与治疗结束后第 6 个月随访时中医组疗效均优于西医组($P<0.05$)。

2. 慢性肾盂肾炎[3]　为观察纯中药治疗慢性肾盂肾炎的疗效。将慢性肾盂肾炎患者 120 例随机分为治疗组和对照组。治疗组口服猪苓汤加味,对照组口服环丙沙星片剂。结果显示中药组能改善慢性肾盂肾炎的临床症状、体征及血常规、尿常规、尿沉渣计数结果,总有效率与环丙沙星相近,但副作用较环丙沙星小。

3. 癌性腹水[4]　研究猪苓汤加味对临床癌性腹水患者的疗效观察。我院药剂科与临床科室配合,将 60 例水热互结型癌性腹水的患者随机分为对照组与治疗组各 30 例,对照组给予腹腔免疫治疗,治疗组采用腹腔免疫治疗联合猪苓汤加味内服治疗。用药治疗 4 周后结果显示腹水消退情况对照组总有效

---

① 何生华,张智华.田玉美治疗便秘验案三则[J].湖北中医杂志,2016,38(12):31-32.
② 段苇,黄秀贞,董彬.猪苓汤加减治疗女性反复尿路感染疗效观察[J].云南中医学院学报,2017,40(2):58-61.
③ 朱晓红,贾燕平.猪苓汤加味治疗慢性肾盂肾炎 60 例[J].中医研究,2003(4):27-28.
④ 梁秀英.猪苓汤治疗癌性腹水 30 例[J].中国中医药现代远程教育,2016,14(2):68-70.

率 36.7%，治疗组 66.7%，治疗组显著优于对照组（*P*<0.05）。

4. 肾病综合征[①]　为观察猪苓汤治疗肾病综合征的疗效，将 60 例肾病综合征患者按 1：1 配比随机分为治疗组和对照组，对照组采用标准激素常规治疗方案，治疗组在标准激素常规治疗方案的基础上使用猪苓汤早晚分服，观察两组临床症状及体征，尿蛋白、人血白蛋白、胆固醇、24 小时尿蛋白定量等各项化验指标。结果显示治疗组的总有效率大于 90.00%，对照组小于 76.67%，治疗组显著优于对照组（*P*<0.05）。

附1　名家论述

1.《金匮要略浅注补正》(唐容川)　"五脏各有所合"，此云病在脏者，当随其所合之腑而攻治耳……渴系肾脏之病，而猪苓汤利膀胱，肾合膀胱故也。"

2.《金匮要略心典》(尤怡)　无形之邪，入结于脏，必有所据，水血痰食皆邪薮也。如渴者水与热得，而热结在水，故与猪苓汤利其水，而热亦除。

3.《伤寒论辨证广注》(汪琥)　盖阳明病，发热，渴欲饮水，小便不利者，乃水热相结而不行；兹则少阴病，下利，咳而呕渴，心烦不得眠者，亦水热搏结而不行也。病名虽异，而病源则同，故仲景法，同用猪苓汤主之，不过是清热利水，兼润燥滋阴之义。

4.《伤寒论条辨》(方有执)　下利固乃阴寒甚而水无制，六七日咳而呕渴，心烦不得眠者，水寒相搏，蓄积不行，内闷不宁也。

附2　类方鉴别(见表18)

表 18　猪苓汤类方鉴别

方名	原文	病机	症状	组成	治则
猪苓汤	若脉浮，发热，渴欲饮水，小便不利者，猪苓汤主之	水热互结，邪热伤阴	发热，口渴，小便不利，心烦失眠，舌红脉细数等	茯苓、泽泻、猪苓、阿胶、滑石	养阴清热利水

---

① 王永超,相昌娥,张宪忠.猪苓汤治疗肾病综合征 30 例[J].现代中医药,2009,29(6):17-18.

续表

方名	原文	病机	症状	组成	治则
五苓散	太阳病,发汗后,大汗出,胃中干,烦躁不得眠,欲得饮水者,少少与饮之,令胃气和则愈。若脉浮,小便不利,微热消渴者,五苓散主之	膀胱气化不利之蓄水	小便不利,头痛微热,烦渴欲饮,甚则水入即吐;或脐下动悸,吐涎沫而头目眩晕;或短气而咳;或水肿、泄泻。舌苔白,脉浮或浮数	猪苓、茯苓、白术、泽泻、桂枝	利水渗湿,温阳化气
四苓散	湿生于内,水泻,小便不利者,此方主之	脾胃虚弱,水湿内停	水湿内停,小便不利,泄泻,水肿,尿血	白术、茯苓、猪苓、泽泻	健脾渗湿

第十九章 真武汤

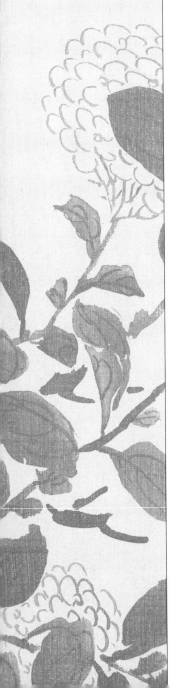

一、经典原文

1. 太阳病发汗,汗出不解,其人仍发热,心下悸,头眩,身瞤动,振振欲擗地者,真武汤主之。(《伤寒论》第82条)

2. 少阴病,二三日不已,至四五日,腹痛,小便不利,四肢沉重疼痛,自下利者,此为有水气,其人或咳,或小便利,或下利,或呕者,真武汤主之。(《伤寒论》第316条)

3. 不得眠者,皆为阳盛,均禁温剂,惟汗吐下后虚烦,脉浮弱者,此有水也,真武汤主之。(《伤寒全生集》)

二、功效主治

【功效】温补脾肾之阳,利水祛湿。

【主治】太阳病发汗太过,导致少阴阳虚,不能化水制水,水邪泛滥。证见头眩,心悸,身瞤动,舌质淡,边有齿痕,舌苔薄白,脉细无力。少阴阳虚,邪从寒化,阳虚不能制水,从而导致水邪泛滥证。四肢沉重,小便不利,腹痛下利,肢体浮肿,舌苔白而不渴,脉沉细无力。

三、研方心得

(一)脾肾双双阳不足,水液外溢至肌肤

本方的病机为少阴阳虚,水气泛滥。脾肾阳虚,阴寒内盛,水湿泛溢于肌肤。起病缓慢,下肢先肿,肿势以腰以

下为甚,肤色萎黄或晦黯,按之恢复较慢,为阴水。阴水多因脾肾阳虚,气化不利所致。病多逐渐发生,日积月累或由阳水转化而来。脾与肾的关系是相制相助的,脾虚不能制水,水湿壅盛,必损其阳;反之,肾阳衰微,不能温养脾土,脾肾俱虚,亦可使水肿更加严重。诚如《景岳全书·肿胀》指出:"凡水肿等证,乃肺脾肾三脏相干之病,盖水为至阴,故其本在肾;水化于气,故其标在肺;水惟畏土,故其制在脾。今肺虚则气不化精而化水,脾虚则土不制水而反克,肾虚则水无所主而妄行。"对于少阴阳虚之水肿,治疗当以"温药和之",以振奋阳气,利水消肿为治疗大法。

（二）方中附子为君药,应用芍药是关键

方中君药为大辛大热、温肾助阳的附子以化气行水,兼暖脾土。本方相当于理中汤去人参、干姜加茯苓、生姜。脾肾阳虚是本方证的根本病机,首先应温中、温阳,而通行十二经、走而不守的附子既温中阳,亦温心肾之阳。用生姜去干姜是因为生姜有温散之性,可助附子温阳散寒,又伍白术、茯苓散水湿。而应用白术、茯苓的作用就更加一目了然了,因脾肾阳虚、水湿泛溢,故加白术、茯苓以达健脾利水渗湿之效。芍药利水而不伤阴,敛阴益营,去血中之积,亦能滋阴养血,血行水亦行。

（三）适用人群

凡人面色萎黄或苍白,无光泽,反应迟钝,或浮肿貌;或有肢体震颤,步态不稳,甚至无法站立;或有头晕、心悸、乏力、多汗等;或腹大如鼓,或下肢按之如泥,或乏力困重,或腹痛腹泻;脉沉细,舌胖大,苔滑者;大多患有脑心肾疾病、消化系统及内分泌系统疾病,常有重要脏器的功能损害,以中老年人为多见。

四、临床应用

（一）个人验案

顾某,男,81 岁,2019 年 10 月 23 日就诊,该患见心悸,畏寒肢冷,下肢水肿,不思饮食,舌质淡苔白滑,脉沉迟。

中医诊断:胸痹心痛。

处方:炒白术 10g、白芍 30g、牛膝 15g、炙甘草 10g、盐泽泻 15g、黑顺片 15g、炮姜 10g、山茱萸 10g、草豆蔻 10g、枳壳 10g、泽兰 15g、厚朴 10g、肉桂 5g、鸡血藤 15g、茯苓 15g、猪苓 15g、黄连 5g、人参 10g。7 剂,水煎服。

按语:患者老年人,本就阳气亏虚,现畏寒肢冷,下肢水肿,沉迟脉,系机体阳虚,水液积聚泛滥于肌肤;水湿之邪又可变换成病因致机体气道不通,阳气损耗,二者互为因果,故方选真武汤以温脾肾阳气,促进水液正常循环;该患者心悸系素体阳虚不能制水,水饮上逆。阳虚水停是关键。方以附子为君药,辛甘性热,用之温肾助阳,以化气行水,兼暖脾土,以温运水湿;茯苓利水渗湿,使水邪从小便去;白术健脾燥湿;本方中将生姜换成炮姜更能突显本方用来温脾肾之主旨;白芍其义有四,一者利小便以行水气,《本经》言其能"利小便",《名医别录》亦谓之"去水气,利膀胱";二者柔肝缓急以止腹痛;三者敛阴舒筋以解筋肉眴动;四者可防止附子燥热伤阴。如此组方,温脾肾以助阳气,利小便以祛水邪。方中附子、肉桂温脾肾两经之阳,加强利水功效,缓解患者虚寒症状;牛膝、山茱萸以补益肝肾,恢复脏腑功能;草豆蔻、枳壳、厚朴以行气,温化寒湿,将内阻于脾胃的寒湿温化并给予水湿运化以动力,并促进患者食欲;盐泽泻、泽兰、猪苓以利水渗湿,使邪有出路;鸡血藤以活血,防瘀血进一步加重病情。

(二)名家医案

1. 邓铁涛医案[①]　患者女性,40 岁,工人。"心悸、气促、水肿反复发作 10 余年,加重 1 周",于 1982 年 3 月 7 日入院。患者有风湿性关节炎史,20 岁发现有风湿性心脏病。30 岁孕产时出现心衰,此后反复发作。7 天前因精神受刺激,失眠症状加重。经外院用强心、利尿、扩张血管等治疗近 1 周而未完全缓解。目前患者心悸不宁,胸膺闷,喘促声怯,短气难续,面色苍白、晦黯,口唇、肢端轻度发绀,咳白色泡沫痰,小便频,下半身水肿,舌淡胖嫩,苔薄白,脉促沉细无力。X线:心脏向两侧扩大,搏动不规则,右侧胸腔中等量积液。心电图:快速心房纤颤伴室内差异性传导,左右心室肥大,心肌劳损。超声心动图:二尖瓣狭窄与关闭不全,全心各房室均增大。中医诊断:心悸、水肿、喘证,兼患积聚、悬饮。中药曾用过真武汤加减,每日 1 剂。西药先后用过去乙酰毛花苷、地高辛、普萘洛尔、多巴胺、氢氯噻嗪、氯化钾、肌苷、维生素 B_1、氨茶碱、青霉素

---

① 邱仕君.邓铁涛医案与研究[M].北京:人民卫生出版社,2019.

等。心悸气促稍减轻,但水肿始终消退不多,仍心房纤颤。遂请邓老会诊。邓老认为本病为心脾肾阳气欲脱,血瘀水饮交结难解,本虚标实,当标本同治而以固本为要。处方:高丽参注射液 2ml 加入 500% 葡萄糖 40ml 静脉注射,每日 1~2 次,或每日炖红参 10g 服;另用熟附子、茯苓、防己各 10g,白芍药、桂枝各 12g,黄芪、丹参 30g,白术 20g,炙甘草 10g,生姜三片。每日 1 剂,上午水煎服,下午复渣再煎服;嘱暂停西药。服药 3 日后,加用复方丹参注射液 4ml 肌内注射,每日 2 次。用药 1 周后,患者小便量逐渐增至每天 200ml 以上,水肿消退大半,精神较好,每餐仅一小碗稀饭,心悸气促,肝区痛等明显减轻,可在病房内走动。但夜晚失眠、多梦,觉心烦,心率 90 次 /min,律不齐,胸腔还有积液,舌淡红仍黯,苔少,脉仍细促。此乃胃气渐复,阳气抵达四末,温化膀胱之佳象,但因利水过快,渐现心阴不足、心神不宁之象。遂按上方减温阳利水药,加入益气养阴安神之品。处方如下:党参、白术、白芍药各 10g,茯苓、酸枣仁、黄精各 20g,麦门冬 12g,丹参 30g,桂枝 8g,五味子 9g。每日 1 剂。另参须 16g,每周炖服 2~3 次。并督导患者饮食、生活忌宜。患者出院后以此方加减服用,1个月后随诊,心率在安静时减少至每分钟 80 余次,仍心房纤颤,水肿全消退。病情稳定,可从事较轻的家务劳动。

按语:本例为心脾肾阳气欲脱,血瘀水饮交结难解,邓老以每日炖红参,处方以真武汤、桂枝甘草汤、苓桂术甘汤、防己黄芪汤等加减化裁,以益气温阳利水。患者 10 年顽疾得以缓解。邓老医术精湛,妙用经方,实乃后学之楷模。

2. 班秀文医案[①] 朱某,女,48 岁。体形肥胖,经常头晕目眩,泛恶欲吐,剧时站行不稳,下肢微肿,大便溏薄,小便清长,舌苔白厚而腻,脉象弦细。此属脾肾阳虚、水饮内停,以温化之法论治。处方:制附子 6g(先煎),桂枝 6g,茯苓 15g,白术 10g,白芍 10g,炙甘草 6g,生姜 10g。每日清水煎服 1 剂。连服 6 剂,病情缓解,下肢不肿,眩晕减轻。

按语:眩晕一症,有风、火、痰、虚之别。肥人眩晕,多是又痰又虚,治之既要温化痰湿,又要扶助正气。如头晕头重,视物如屋之将倒,胸脘痞闷,泛恶欲呕,舌苔白厚而腻,脉象濡滑,体形肥胖者,应本着"病痰饮者,当以温药和之",用真武汤配苓桂术甘汤治之,以温肾健脾而逐水湿,痰湿之一除,其眩晕之症自退。

---

① 班秀文 . 古方能治今病[J]. 中医函授通讯,1991(1):22-23.

3. 郭子光医案[①]　黄某,男,62 岁。1994 年 1 月 9 日初诊。病史:患者先天性心脏病,房间隔缺损,未做手术治疗。继后又出现完全性右束支传导阻滞、频发室期前收缩,因心功能不全发生水肿,多次住院治疗。现证:全身浮肿,下肢肿甚而厥冷,按之如泥,心悸、气短殊甚,不能行走,甚至无力完成洗脸、穿鞋等操作,胸闷胀作痛,咳嗽痰少,头晕,自汗出,不欲食,腹中痞满,小便少。察其面色苍黯,精神萎靡,唇甲青紫,语音低而断续,舌质紫黯,苔薄白腻,脉呈屋漏之象。辨证:阳衰阴盛,寒凝血瘀,气虚欲脱,病险。治以温阳益气为主,兼利水活血,方用真武汤、生脉散加味:制附子片 20g、白术 20g、茯苓 20g、生姜 20g、白芍药 15g、红参 15g、五味子 12g、麦门冬 20g、黄芪 60g、桂枝 15g、丹参 20g。服 4 剂,嘱低盐饮食。1 月 14 日复诊。浮肿尽消,只足踝部尚有轻度浮肿,能下床在室内行走,小便量增加,诸证缓解,舌质紫,苔薄白润,脉缓细沉而结代,参伍不调,未见屋漏之象。是阳气回复、阴寒消退之征,上方见黄芪为 40g,茯苓、白术为 15g,继续服。治疗观察 2 月余,过程中水肿两次反复,加重黄芪 60~80g,茯苓、白术各 20g,则尿量增多,浮肿又消退,唯脉象结代而参伍不调,始终如故,表明病根未除。

按语:虾游脉与屋漏脉,皆因心力衰竭时心排血量严重不足,几乎不能激起外周血管搏动所致。从中医宏观辨证观察,虽然两者皆是气阳虚极,瘀血浊水阻滞所致,但虾游脉多有阴盛格阳,阳虚外越的表现,而屋漏脉则是阴寒凝结比较突出。在治疗上,两者都以大力温阳益气为主,不过前者注意“通阳”以除格拒,后者注意“散寒”以解凝结,略有不同而已。郭老治疗心律失常,凭脉辨治,据脉选方,疗效卓著。

4. 裘沛然医案[②]　王某,男,58 岁,1981 年 12 月 11 日初诊。患者素有高血压,血压常在(24.0~25.3)/(13.3~14.7)kPa 之间,屡服凉血、平肝、潜阳之剂,迄无效验。自述头脑眩晕已历 3 年,两目视物昏糊,时有耳鸣,有时夜寐不宁,心中常有悸动,苔白腻,舌质淡而胖,脉沉细。此少阴病水气上凌为患,拟真武汤加味:熟附子 12g、白术 15g、生白芍 15g、茯苓 15g、煅磁石 30g、牡蛎 30g、桂枝 9g、车前子(包煎)9g、生姜 6g。3 剂,每日 1 剂,水煎服。12 月 14 日二诊:药后眩晕已减,心悸未瘥,夜寐不宁。原方桂枝改 15g,加酸枣仁 12g、制半夏 12g,2 剂。三诊血压降至 21.3/10.7kPa,诸症均好转,仍以前方续服 5 剂而愈。

① 郭子光.心律失常的凭脉辨治[J].成都中医药大学学报,1996,19(1):6.
② 王庆其.裘沛然辨治少阴病的经验[J].中国医药学报,1992,7(3):35-39.

按语：真武汤原为治疗少阴病阳虚水停而设，临床上并可治疗慢性肠炎、肾炎、心源性水肿、耳源性眩晕属脾肾阳虚、水湿内停的各种内伤杂病。但以此方用来治疗高血压眩晕症，目前临床上很少注意。

患者虽有眩晕等类似肝阳上亢之症，但脉见沉细、心悸、舌质淡胖等，乃是肾阳衰微，阳不化气，水气上凌之症。故用真武汤温阳利水，加牡蛎以泄水气，磁石以养肾、明目聪耳，两药相配，并有安神镇静作用。二诊、三诊时以心悸动、夜寐不安为重点，故加重桂枝剂量以加强温通心阳的作用，并加入酸枣仁养心安神，半夏燥湿降逆。

5. 路志正医案[①]　任某，女，53 岁。1992 年 4 月 15 日初诊。胸闷阵发性胸痛，浮肿三年余，加重 5 个月。患者于 1988 年春节间，因突受寒冷刺激，出现胸部憋闷，伴左侧胸痛，并放射至左肩内侧，剧痛难忍，伴窒息感，数分钟后疼痛自行缓解，但周身瘫软，大汗出，因上述现象连续发作而去医院诊治，确诊为：冠心病心绞痛。给予异山梨酯、硝苯地平，静脉滴注丹参注射液，治疗 1 月余，症状缓解，此后胸痛连及后背等症状间断性发作，伴有面部及下肢浮肿、便溏、恶寒肢冷等症。今年春节再度胸痛大发作而住院治疗，经中西诊治疼痛缓解，患者要求出院来本院门诊求治。现主要证候：神疲乏力，精神萎靡，面部虚浮，语言低微，心悸短气；阵发胸部憋闷，疼痛连及胸部及左臂，腰膝酸软，下肢凹陷性水肿，四末欠温。大便溏，小便频，尿少，舌淡红、质胖、有齿痕、苔白滑，脉沉细或小数。心电图示：下壁心肌梗死，伴心房纤颤。诊断为冠心病心肌梗死、心绞痛、心房纤颤。中医诊断：肾阳虚心痛，治以温肾壮阳，益气健脾。真武汤和四君子汤加减：制附子 6g，干姜 15g，白芍 15g，白术 10g，太子参 12g，丹参 15g，川芎 9，巴戟天 15g，桑寄生 15g，上油桂粉（冲服）4g，檀香（后下）6g。7 剂，水煎服。患者服上方后，胸痛发作次数明显减少，怯冷减轻，浮肿消退大半。法契病机，守法不更，继服上方。后在上方基础上加减进退，用西洋参、黄芪、当归、泽兰、杜仲、狗脊等药。共服 70 余剂，诸证明显减轻，心绞痛未在发作，心电图示：陈旧性心肌梗死。嘱慎防风寒，勿劳累，常服金匮肾气丸或济生肾气丸，以善其后。

按语：本案为肾心痛，肾心痛可由肾虚及心，或心病及肾，心肾同病。肾阴虚不能上济心阴，肾精虚不能上济心血，肾阳虚不能温煦心阳，水火失济，心肾不交。五脏损伤，终必及肾，其病位在心，病本在肾，本虚标实，虚实夹杂。其

---

① 路志正. 肾心痛证治精要[J]. 中医药学刊，2002（3）：266-267，313.

疼痛多表现在手足少阴二经循行路线部位,并应参考这二经是动、所生病候,并伴见肾阴虚或肾阳虚、阴阳并虚等兼证。其治以滋肾阴或壮肾阳为主,辅以活血化瘀或温化痰饮,或燮理阴阳,交通心肾。抓住肾虚之本,兼顾心痛之标,心痛急性发作是治标,缓则补肾,或心肾并调。要特别警惕有部分年老体虚、命门火衰的患者,其心病症状表现不明显,而病情却十分凶险。故选经方真武汤合四君子汤加减,温肾壮阳,健脾益气,而奏奇效。

(三)临床应用

1. 特发性水肿[①] 患者,女,28岁,2017年3月12日初诊。主诉:双下肢水肿半年余,加重1个月。现病史:患者于半年前无明显诱因出现双下肢水肿,下午及夜间加重,偶伴上眼睑水肿。就诊于北大某医院查血尿便常规、肝肾功能、甲状腺功能及内分泌相关指标,均未见明显异常,考虑为"特发性水肿"。曾口服中药治疗(具体不详),效果不佳,故来诊于此。刻证:双下肢凹陷性水肿,时伴眼睑水肿,晨轻夜重,面色㿠白,怕冷,手足冰冷,小腹赘肉且冰冷,乏力,倦怠,嗜睡,四肢伴少量荨麻疹,纳食可,二便正常。舌淡胖,苔薄白,脉沉弱。诊断:特发性水肿。病机:阳虚寒盛,水湿不化。治则:温阳化气行水。方药:真武汤加减。二诊2017年3月20日。药后患者双下肢水肿明显减轻,眼睑水肿已除,荨麻疹减轻,小腹冰冷明显减轻,时有怕冷、嗜睡,纳食可,二便正常,多梦易醒。舌质淡红,苔薄白,脉微细。"怕冷、倦怠、嗜睡"均反映了少阴病提纲证"少阴之为病,脉微细,但欲寐也"阳气不足的特点。患者水湿已除,仍以温经散寒,重镇安神,佐以祛风固表。方药:麻黄附子细辛汤加减。三诊,双下肢水肿消退,荨麻疹未再发,怕冷已明显减轻,精神转佳,时有头目眩晕发作,睡眠好转,梦减少。舌质淡红,苔薄白,脉沉细。"头目眩晕发作"是仍有水饮余邪,继予温阳化气行水。方药:真武汤加减。四诊,水肿及头目眩晕未再发作,怕冷明显好转,睡眠安。舌质淡红,苔薄白,脉细。随访半年,上述症状均未再发作。

2. 急症应用[②] 急性胃肠炎伴低血压患者,女性,53岁。2017年5月13日19:00初诊。患者中午进食海鲜后出现阵发性脐周绞痛,恶心呕吐,非喷射性,呕吐胃内容物,无咖啡色物质,腹泻20余次,为稀褐色便,无黏液脓血,后为淡

① 柳诗意,宋宇,陈永跃,等.刘燕玲教授真武汤治疗特发性水肿验案1则[J].中国社区医师,2019,35(17):117-118.
② 张滨滨,屠鸿萍,叶呈广,等.真武汤急症应用探析[J].中国中医急症,2019,28(1):164-166.

黄色水样便,无里急后重感,由家属送至急诊。刻下症见:体形瘦弱,面色苍白,精神疲倦,头昏欲睡,周身酸痛乏力,怕冷欲盖被,低热,体温 37.8℃,手足尚温,无汗,肠鸣腹痛,泻下清水样便,从中午到现在未解小便,口干,喜饮温水,舌淡红,苔薄白,脉沉细数。血压偏低,90/60mmHg。血常规:WBC 6.8×10^9/L,N 60%,超敏 C 反应蛋白(hs-CRP)18mg/L,SAA 90mg/L,血钾 3.15mmol/L,血钠130mmol/L,血氯 89mmol/L。大便常规:白细胞 6~8/HPF,隐血(++)。中医诊断为下利,辨证为少阴太阴合病,脾肾阳虚,水饮留肠。治宜温肾助阳,利水止泻,予真武汤。药用:制附子 20g,茯苓 20g,炒白术 15g,白芍 20g,干姜 20g。免煎颗粒,热水冲服。同时予静脉补充电解质。21:00 患者未再腹泻,腹痛减轻,精神转佳,怕冷消失,解小便 1 次,血压 110/75mmHg,体温 36.5℃,复查电解质正常。

(四)临床研究

1. 加重期肺源性心脏病[①]　观察加味真武汤治疗加重期肺源性心脏病(肺心病)患者的临床疗效。方法:80 例肺心病患者按入院先后分为对照组(40 例)和观察组(40 例)。对照组给予吸氧、抗炎、止咳、平喘等西医综合治疗,观察组在对照组治疗基础上给予真武汤加减治疗,比较两组患者心率、呼吸频率、pH 值、血气指标($PaCO_2$、PaO_2 和 SaO_2)、血液流变学指标(血浆黏度、红细胞比容)及临床疗效结果。治疗后两组患者各指标均发生显著改变,观察组心率、呼吸频率、$PaCO_2$、血浆黏度及红细胞比容显著小于对照组,而 pH 值、PaO_2、SaO_2 明显高于对照组,差异均有统计学意义($P<0.05$)。观察组有效率为90.00%,显著高于对照组的 65.00%,差异有统计学意义($P<0.05$),结论:真武汤治疗加重期肺心病患者疗效显著,能促进患者心肺功能恢复,改善呼吸功能和血液循环,且安全有效。

2. 慢性充血性心力衰竭[②]　观察中西医结合(中药组应用真武汤)治疗慢性心力衰竭心肾阳虚证的疗效。方法:80 例随机分为观察组和对照组各40 例,两组均予以常规西药治疗,观察组加用真武汤治疗。结果:两组治疗后NT-proBNP 值均较治疗前明显下降($P<0.01$),且观察组降低更明显($P<0.05$);治疗后心功能情况改善观察组优于对照组,差异有统计学意义($P<0.05$)。结

① 白宇望. 真武汤治疗加重期肺源性心脏病[J]. 中医学报,2019,34(3):609-611.
② 荀晶,眭湘宜,吴冠宇. 中西医结合治疗慢性心力衰竭心肾阳虚证临床观察[J]. 实用中医药杂志,2019,35(5):567-568.

论:中西医结合治疗心力衰竭心肾阳虚证,效果较好,安全性较高。

3. 肝硬化并腹腔积液[①]　真武汤加减治疗脾肾阳虚型肝硬化并腹腔积液的临床疗效。南宁市邕宁区人民医院 2016 年 2 月—2017 年 8 月收治的脾肾阳虚型肝硬化并腹腔积液患者 48 例,按照随机数字表法分为对照组和研究组,各 24 例。对照组患者真武汤加减治疗脾肾阳虚型肝硬化并腹腔积液。方法选取采用对症治疗,研究组患者在对照组基础上采取真武汤加减治疗,两组患者均持续治疗 1 个月。比较两组患者的临床疗效、腹腔积液消失时间及体质量、腹围变化情况,并比较两组患者治疗前后肝功能指标[谷丙转氨酶(ALT)、谷草转氨酶(AST)、总胆红素(TBil)、清蛋白(Alb)]。结果研究组患者总有效率高于对照组($P<0.05$)。研究组患者腹腔积液消失时间短于对照组,体质量及腹围低于对照组($P<0.05$)。治疗前,两组患者 ALT、AST、TBil、Alb 水平比较,差异无统计学意义($P>0.05$);治疗后,研究组患者 ALT、AST、TBil 水平低于对照组,Alb 水平高于对照组($P<0.05$)。结论:真武汤加减治疗脾肾阳虚型肝硬化并腹腔积液的临床疗效确切,其可快速缓解患者的相关症状,促进腹腔积液快速消退,改善肝功能。

4. 失眠[②]　比较真武汤配合针刺疗法和口服艾司唑仑片治疗失眠的疗效差异。将失眠患者随机分为治疗组和对照组,治疗组 77 例给予真武汤加减,每日 1 剂,配合针刺治疗,隔日 1 次,每周 3 次,对照组 78 例给予艾司唑仑片 1 片,每晚睡前 30min 服用,连续治疗 14 日后,评价受试者治疗效果、匹兹堡睡眠质量指数(PSQI)评分各分项数值。结果:两组治疗后 PSQI 总分及治疗组各项分数值较治疗前均有改善($P<0.01$,$P<0.05$),治疗组在总有效率、PSQI 总分、睡眠质量、睡眠障碍及日间功能障碍的评分均优于对照组($P<0.05$,$P<0.01$)。结论:真武汤辨证应用配合针刺治疗失眠的疗效优于口服艾司唑仑片。

5. 慢性结肠炎[③]　方法:选择接受治疗的 310 例脾肾阳虚型慢性结肠炎患者,均分为剖析组与参照组,各为 155 例。剖析组施以真武汤合六君子汤加减治疗;参照组施以常规治疗。将两组的施行效果、中医证候积分、不良反

① 雷耀强. 真武汤加减治疗脾肾阳虚型肝硬化并腹腔积液的临床疗效[J]. 临床合理用药杂志,2019,12(9):114-115.
② 辛海,张健,张广中. 真武汤配合针刺治疗失眠的疗效观察[J]. 中华中医药杂志,2018,33(1):380-382.
③ 刘振永. 真武汤合六君子汤加减治疗脾肾阳虚型慢性结肠炎的临床观察[J]. 世界最新医学信息文摘,2018,18(23):159,164.

应事件发生情况进行观察与分析。结果：剖析组的施行效果显著优于参照组（$P<0.05$）；相比于参照组，剖析组的中医证候积分明显较少（$P<0.05$）。结论：在临床治疗脾肾阳虚型慢性结肠炎患者实施真武汤合六君子汤加减治疗，施行效果可观，能够有效改善患者临床症状。

附1 名家论述

1.《医方考》(吴昆) 汗多而心下悸，此心亡津液，肾气欲上而凌心也；头眩身瞤，振振欲擗地者，此汗多亡阳，虚邪内动也。真武，北方之神，司水火者也。今肾气凌心，虚邪内动，有水火奔腾之象，故名此汤以主之。茯苓、白术，补土利水之物也，可以伐肾而疗心悸；生姜、附子，益卫回阳之物也，可以壮火而祛虚邪；芍药之酸，收阴气也，可以和荣而生津液。

2.《医方论》(费伯雄) 北方曰幽都，乃阴寒湿浊之地，赖真武之神，运用水火以镇摄之，浊阴方渐得解散。此方取名真武，乃专治肾脏之剂。坎之为象，一阳居二阴之中。水中之火，是为真火，此火一衰，则肾水泛滥。停于下焦，则腹痛自利；水气犯中焦，则作哕，欲吐不吐；水气犯上焦，则咳嗽、心悸、头眩。方中姜、附以助真阳，用苓、术以制二阴，水气一收，则上中下三焦俱无病矣。

3.《长沙方歌括》(陈念祖) 罗东逸曰：小青龙汤治表不解有水气，中外皆寒实之病也。真武汤治表已解有水气，中外皆者脾也。主水者肾也，肾为胃关，聚水而从其类。倘肾中无阳，则脾之枢机虽运，而肾之关门不开，水即欲行，以无主制，故泛溢妄行而有是证也。用附子之辛热，壮肾之元阳，则水有所主矣；白术之温燥，创建中土，则水有所制矣；生姜之辛散，佐附子以补阳，于补水中寓散水之意；茯苓之淡渗，佐白术以健土，于制水中寓利水之道焉。而尤重在芍药之苦降，其旨甚微。盖人身阳根于阴，若徒以辛热补阳，不少佐以苦降之品，恐真阳飞越矣。芍药为春花之殿，交夏而枯，用之以亟收散漫之阳气而归根。下利减芍药者，以其苦降涌泻也。加干姜者，以其温中胜寒也。水寒伤肺则咳，加细辛、干姜者，胜水寒也。加五味子者，收肺气也。小便利者，去茯苓，恐其过利伤肾也。呕者，去附子倍生姜，以其病非下焦，水停于胃，所以不须温肾以行水，只当温胃以散水，且生姜功能止呕也。

4.《伤寒说意》(黄元御) 若少阴病，二三日不已，以至四五日，腹痛，小便不利，四肢沉重疼痛，自下利者，此阳衰土湿，不能蒸水化气，水谷并下，注于二肠。脾土湿陷,抑遏乙木升达之气,木郁欲泄而水道不通,故后冲二肠而为泄利。木气梗塞,不得顺行,故攻突而为痛。四肢秉气于脾土,阳衰湿旺,流于关节,四肢无阳和之气,浊阴凝滞,故沉重疼痛。其人或咳或呕,小便或利或不利,总是少阴寒水侵侮脾胃之故。宜真武汤,茯苓、附子,泻水而驱寒,白术、生姜,培土而止呕,芍药清风木而止腹痛也。

5.《古今名医方论》(罗美)　真武一方,为北方行水而设。用三白者,以其燥能治水,淡能伐肾邪而利水,酸能泄肝木以疏水故也。附子辛温大热,必用为佐者何居?盖水之所制者脾,水之所行者肾也,肾为胃关,聚水而从其类。倘肾中无阳,则脾之枢机虽运,而肾之关门不开,水虽欲行,孰为之主?故脾家得附子,则火能生土,而水有所归矣;肾中得附子,则坎阳鼓动,而水有所摄矣。更得芍药之酸,以收肝而敛阴气,阴平阳秘矣。若生姜者,并用以散四肢之水气而和胃也。

附2　类方鉴别(见表19)

表19　真武汤类方鉴别

方名	原文	病机	症状	组成	治则
真武汤	太阳病发汗,汗出不解,其人仍发热,心下悸,头眩,身眴动,振振欲擗地者,真武汤主之	阳虚寒湿内盛,脾肾阳衰,水饮内停	汗出不解,心下悸,头眩,身眴动,四肢沉重,小便不利,腹痛下利,肢体浮肿,苔白不渴	茯苓、白术、附子、白芍、生姜	温阳利水
附子汤	少阴病,得之一二日,口中和,其背恶寒者,当灸之,附子汤主之。少阴病,身体痛,手足寒,骨节痛,脉沉者,附子汤主之	阳虚水湿泛溢,少阴阳虚,寒湿内侵	背恶寒,身体骨节疼痛,口中不燥不渴,手足寒,脉沉	茯苓、白术、白芍、附子、人参	温经助阳,祛寒除湿

续表

方名	原文	病机	症状	组成	治则
苓桂术甘汤	伤寒若吐、若下后，心下逆满，气上冲胸，起则头眩，脉沉紧，发汗则动经，身为振振摇者，茯苓桂枝白术甘草汤主之	脾虚水停，水气上冲	眩晕纳呆，心悸，畏寒肢冷，呕恶，胸胁满闷，舌质淡、苔白，脉沉、弦、细、滑	茯苓、桂枝、白术、甘草	温阳化饮

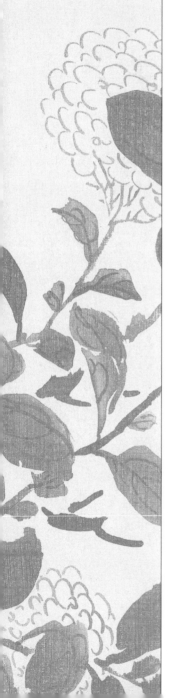

第二十章 炙甘草汤

一、经典原文

1. 伤寒,脉结代,心动悸,炙甘草汤主之。(《伤寒论》第 177 条)

2.《千金翼》炙甘草汤,治虚劳不足,汗出而闷,脉结悸,行动如常,不出百日,危急者,十一日死。(《金匮要略·血痹虚劳病脉证并治》)

3.《外台》炙甘草汤,治肺痿涎唾多,心中温温液液者。(《金匮要略·肺痿肺痈咳嗽上气病脉症治》)

二、功效主治

【功效】滋阴养血,益气温阳,复脉定悸。

【主治】①阴血不足,阳气虚弱证。脉结代,心动悸,虚羸少气,舌光少苔,或质干而瘦小者。②虚劳肺痿。干咳无痰,或咳吐涎沫,量少,形瘦短气,虚烦不眠,自汗盗汗,咽干舌燥,大便干结,脉虚数。

三、研方心得

(一)阴阳两维双双补,气血两虚血为先

本证病机为心之阴阳两虚所致脉结代、心动悸。结脉可因寒痰或瘀血使脉气阻滞而出现,代脉则系因脏气衰微,气血亏虚,脉气接续不良所产生。心血少则心失所养,心气弱则脉搏鼓动无力,故脉或结或代,兼心动悸者,多为

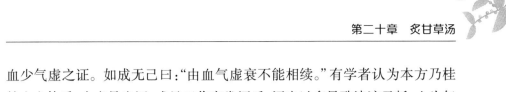

血少气虚之证。如成无己曰："由血气虚衰不能相续。"有学者认为本方乃桂枝人之体质,本虚易出汗,或见于伤寒发汗后,汗出过多导致津液亏耗,血为气之母,则心之气血俱虚而现心悸、脉结代,正所谓"汗为津之液"。因此,用大量生地,麦冬峻补真阴,火麻仁、阿胶以补血,炙甘草温养心气、"通血脉,利气力"(《名医别录》),桂枝温阳通脉,阴阳双补,重用地黄,以补益阴液,稍与桂枝、生姜助阳化气,同时喻有阳中求阴之意。

(二)方中重用炙甘草,一药三职用国老

本方中君药为生地,并不是炙甘草,那么仲景又为何将本方称为炙甘草汤? 主要是本方的主治证是外感风寒之邪未罢,又损伤心脉所致的"脉结代,心动悸",甘草性平,入心肺脾胃经,生用偏凉,可清热解毒,化痰止咳;炙用偏温性,可补益脾气。生用或炮制后均有调和作用。由于方中的炙甘草具有补脾胃,益气养血等"补"的功效,在本方中,炙甘草与人参合用补益心气,《名医别录》记载它有"通经脉,利血气,解百药毒"的作用。由此可见,炙甘草在炙甘草汤中的作用既能益气补中,以复脉之本,又能通利血气,补中有通,且能祛表邪,一药兼三职,恰到好处地反映了立法制方的寓意,故仲景以炙甘草汤而名之。

(三)伤寒太阳悸多见,心阳不足水气多

本条文之叙证虽然简略,但主证主脉十分明确,是言不论外感疾病或内伤疾病,只有出现心动悸、脉结代的脉证,就应该首先考虑到用炙甘草汤以复其血脉。但就心悸症状而言,中医内科学教材认为其乃心之气血阴阳之不足,但《伤寒论》中,对心悸分类诸多,如"发汗后,其人脐下悸者,欲作奔豚,茯苓桂枝甘草大枣汤主之"。素体阳弱,过汗则更虚其心阳,心火不能下趋肾水,肾水不得蒸化则水停下焦,复有上逆之势,故脐下悸动,欲作奔豚治,故治疗以一方面助阳通心脉,一面补土利水气。真武汤方证在于心肾阳虚不振,同样有水汽泛溢之弊,而"伤寒二三日,心中悸而烦者,小建中汤主之"。小建中汤乃素体正气虚弱,心脾气先虚,气血两亏,阳气虚则悸,阴血弱则烦,又复被外邪侵扰,其人必精神不振,虚怯少气,舌淡苔白,故称之为健脾,调补气血之小建中汤。

(四)适用人群

羸瘦,面色憔悴,皮肤干枯,有贫血貌。这种体质状态多见于大病或大出血以后,或营养不良者,或极度疲劳者,或肿瘤患者经过化疗以后。患者精神

萎靡，有明显的动悸感，并可伴有期前收缩或心房、心室颤动等心律失常。消耗性疾病、呼吸道疾病、循环系统疾病或血液系统疾病等患者多见这种体质类型。目前在临床上多见于肿瘤患者及老年病患者。

四、临床应用

（一）个人验案

佟某，女，70岁于2021年5月26日就诊，患者心悸心慌，气短，活动后更明显，胸部闷痛不适，口味无酸略苦，手心热，双足凉，大便成形，疲惫乏力，精神欠佳，纳差，寐差，舌质红嫩，脉迟缓。

中医诊断：心悸。

处方：炙甘草6g、人参6g、桔梗10g、干姜5g、麦冬15g、生地黄10g、火麻仁10g、大枣10g、瓜蒌30g、薤白10g、丹参15g、砂仁15g、神曲10g、桑椹15g。7剂，水煎服。

按语：本案患者年近七十，处于天癸竭，气血两虚的生理状态，气血不足，心阳不振时可见心悸心慌、胸闷气短；脉证合参示该患者为气血阴阳两虚之心悸，方选炙甘草汤加减壮心阳、补气血以达复脉之功。此方多是补益气血的药物，是《伤寒论》中重要的补益剂，唐容川称其“生血之源，导血之流，真补血之第一方”。《医宗必读》言：“血气俱要，而补气在补血之先；阴阳并需，而养阳在滋阴之上。”因此本方在一派滋阴补血药中配人参、干姜等。张哲教授运用炙甘草、人参、大枣以益心气，补脾气，滋养气血生化之源；《名医别录》谓地黄“补五脏内伤不足，通血脉，益气力”，生地黄、麦冬、火麻仁润经养血、复脉通心，继而养五脏、荣营卫；麦冬、桑椹滋心阴，养心血；此外加丹参可活血，补心定志，安神宁心；瓜蒌配伍薤白既祛痰结，又通阳气；干姜回阳通脉；配以桔梗祛痰、利咽；砂仁、神曲以健脾和胃。诸药合用，温而不燥，滋而不腻，治病求本，以益气养血、通阳复脉达治疗气阴两虚心悸不宁之证。

（二）名家医案

1. 张志远医案[①]　患者，男，50岁，身形消瘦，睡眠较差，自汗盗汗，口干舌

① 潘琳琳，金坤，孙君艺，等.国医大师张志远经方治疗神志病医案举隅[J].江苏中医药，2019，51(2)：60.

燥,大便干结,脉虚数。近半年来常独处一室,厌恶和外界接触,寡言少语,口服过治疗精神疾患的西药亦未见效。张老辨证属阴血不足,阳气虚衰引起的神志病,治宜益气滋阴,温通阳气。遂投以炙甘草汤化裁。处方:炙甘草 10g,人参 10g,桂枝 10g,生地黄 10g,麦冬 10g,丹参 15g,熟附子 30g,当归 10g,远志 15g。每日 1 剂,水煎分 3 次服,情况转佳则将量减半,继续服用。2 个月为 1 个疗程。2 个疗程后基本痊愈。

按语:张老指出阴血不足,则心失所养,或心阳虚弱,不能温养心脉,此皆可影响心神,故当滋心阴、养心血、益心气、温心阳。原炙甘草汤中,张老留下了炙甘草、人参、桂枝、地黄、麦冬几味药,运用炙甘草、人参以益心气,补脾气,资养气血生化之源;佐以桂枝温心阳,通血脉;地黄补五脏,通血脉,益气力;麦冬滋心阴,养心血。此外张老又加入丹参、熟附子、当归、远志,丹参可补心定志,安神宁心,治健忘怔忡,惊悸不寐;佐以熟附子可温中助阳,当归可补血和血,润燥滑肠;特加远志安神益智,时珍言:"此草服之能益智强志,故有远志之称。"诸药相调,治病求本以治疗阴血不足、气虚衰弱型精神分裂。

2. 刘弼臣医案[①]　吕某,女,11 岁,1978 年 5 月 20 日初诊。一年多前患感冒后自觉心悸汗多,气短神疲,咳嗽少痰,睡后易惊,惊则汗出心慌。曾作心电图检查,为窦性心律不齐,偶见期前收缩。诊为病毒性心肌炎,口服普萘洛尔、维生素 B_6、维生素 C、地西泮等。一年多来,服药后心悸好转;停药后心悸又作,甚则汗出,面色苍白,不能活动,来门诊求医。诊查所见:心悸面白,自汗出,气短神倦,口渴咽干,舌红脉细,心率 100 次 /min,心电图示窦性心律不齐。证属病久气虚,汗多阴伤,气阴两亏,则血少虚赢。治当气阴两补,炙甘草汤加味,缓图为佳,不求速效。处方如下:党参 10g,麦冬 10g,五味子 10g,炙甘草 6g,桂枝 10g,黄芪 10g,白芍 10g,阿胶 10g,生姜 2 片,大枣 5 枚。10 剂,水煎服。二诊:1978 年 6 月 8 日,药后精神转振,心悸气短好转,汗出已少,症情稳定。再从原方治之,先后共进 60 余剂,临床症状消失,心电图大致正常,基本告愈。

按语:此例由于病久,心悸汗多,耗损心血;血为阴类,阴虚盗汗,汗多不仅耗伤津液,而且也能耗散心气,形成气阴两伤,延久未复,以致机体功能严重失调,久而不愈。故用生脉散两补气阴,炙甘草汤加减以治"心动悸,脉结代"。调治两个多月,病久气虚,血少虚赢也转,基本恢复。

[①] 刘昌燕,陈继寅. 刘弼臣中医儿科经方应用心得[M].北京:中国医药科技出版社,2013:15.

（三）临床应用

失明[①]　患者,女,45 岁,2017 年 11 月 22 日初诊。左眼突然失明 1 周。初见视物如有黑点遮挡,后逐渐成片,现视物不见,漆黑一片,眼酸痛干涩,伴头晕,舌淡,脉细。辨证:瘀阻睛络而致光华尽失,治宜滋阴养血,佐以固涩。方以炙甘草汤去桂枝、生姜加黄芩片 10g,地榆 10g,白蒺藜 12g。6 剂末,疼痛渐缓,目视渐复。改用杞菊地黄丸加黄芩片 10g,阿胶(烊化兑服)6g,地榆 10g治之,视物渐清。后以一甲复脉汤:炙甘草 18g,干地黄 18g,牡蛎(先煎)30g,白芍 18g,麦冬 15g,阿胶(烊化兑服)9g 巩固,以护阴存津。

（四）临床研究

1. 快速性心律失常[②]　李兆秋用炙甘草汤治疗快速性心律失常,结果治疗组 39 例,显效 30 例,有效 7 例,无效 2 例。用普罗帕酮治疗 39 例,显效 21 例,有效 7 例,无效 11 例。炙甘草汤加减治疗心律失常疗效比西药更好。炙甘草汤治疗心律失常起效慢,但长期服用疗效显著,不良反应少。

2. 阵发性房颤[③]　选择的阵发性房颤患者 69 例,随机分成对照组 35 例和治疗组 34 例。对照组给予西药常规治疗,治疗组在对照组用药基础上给予加味炙甘草汤治疗,然后进行连续 6 个月的随访,通过房颤发作改善情况及复发情况考察其临床疗效。结果:治疗组房颤发作改善总有效率为 73.5%,显著高于对照组 54.3%,差异具有统计学意义($P<0.05$);治疗组房颤复发率为29.4%,显著低于对照组的 45.7%,差异具有统计学意义($P<0.05$)。

3. 心动过缓[④]　选用心动过缓患者 128 例为研究对象。随机分为两组,A 组采用常规西医治疗,B 组在 A 组基础上用炙甘草汤加减治疗。比较两组患者心电图恢复总有效率;药物不良反应发生率;给药前和给药后患者平均心率、平均每搏输出量、生活质量评分的差异。结果 B 组与 A 组比较,心电图恢复总有效率更高($P<0.05$);两组患者药物不良反应相似($P>0.05$);给药前两组平均心率、平均每搏输出量、生活质量评分相似($P>0.05$);给药后 B 组相较于A 组平均心率、平均每搏输出量、生活质量评分改善更显著($P<0.05$)。

---

① 王志萍. 炙甘草汤的临床应用举隅[J]. 中国民间疗法,2019,27(9):97-98.
② 李兆秋. 炙甘草汤治疗快速性心律失常临床应用观察[J]. 中国医学创新,2012,9(9):37-38.
③ 李建超. 加味炙甘草汤治疗阵发性房颤 34 例疗效观察[J]. 国医论坛,2018,33(6):10-11.
④ 孔剑刚. 炙甘草汤加减治疗心动过缓 64 例[J]. 中西医结合心血管病电子杂志,2016,4(23):51-52.

4. 晚期乳腺癌[①]　观察 58 例患者,对照组单纯采用 TAC 方案治疗,治疗组采用炙甘草汤联合 TAC 方案综合治疗,疗程均为 2 个周期。结果:(1)治疗后两组近期疗效比较,治疗组、对照组有效率分别为 72.41% 和 41.38%,组间比较,差异有统计学意义($P<0.05$);(2)两组治疗前后毒副反应变化比较,治疗组、对照组白细胞不良反应发生率分别为 24.14% 和 55.17%,血红蛋白不良反应发生率分别为 17.24% 和 58.62%,血小板不良反应发生率分别为 13.79% 和 51.72%,组间比较,差异有统计学意义($P<0.05$);(3)两组治疗前后临床症状改善情况比较,治疗组、对照组临床症状改善率分别为 82.76% 和 58.62%,组间比较,差异有统计学意义($P<0.05$)。

5. 乳腺癌化疗致心脏毒性[②]　选择 96 例乳腺癌患者,通过随机数字表法分为对照组和观察组,每组 48 例。对照组患者接受多西他赛 + 多柔比星 + 环磷酰胺化疗方案,观察组患者在此基础上联合加减炙甘草汤治疗,均以 21 日为 1 个周期,连续治疗 2 个周期。结果发现心脏毒性发生率观察组(16.67%)<对照组(37.50%),在乳腺癌患者的化疗过程中联合加减炙甘草汤治疗,效果显著,有助于缓解化疗所致的心脏毒性,保护心功能。

6. 月经过少[③]　观察炙甘草汤治疗心气阴两虚型月经过少的临床疗效。将中医辨证为心气阴两虚型的月经过少患者 32 例采用炙甘草汤加减治疗,连续治疗 3 个周期,观察总体疗效和症状改善情况。结果 32 例患者,痊愈 6 例,显效 16 例,有效 9 例,无效 1 例,有效率为 96.8%。

附1　名家论述

1.《医方考》(吴昆)　心动悸者,动而不自安也,亦由真气内虚所致。补虚可以去弱,故用人参、甘草、大枣;温可以生阳,故用生姜、桂枝;润可以滋阴,故用阿胶、麻仁;而生地、麦冬者,又所以清心而宁悸也。

2.《医方集解》(汪昂)　此手足太阴药也。人参、麦冬、甘草、大枣益中气而复脉;生地、阿胶助营血而宁心;麻仁润滑以缓脾胃;姜、桂辛温以散余邪;加清酒以助药力也。

① 彭仁通.炙甘草汤联合 TAC 方案治疗晚期乳腺癌 29 例[J].江西中医药,2016,47(6):44-46.
② 申兴勇,袁平.加减炙甘草汤对乳腺癌化疗致心脏毒性的临床观察及对心功能的保护作用分析[J].癌症进展,2018,16(1):106-108.
③ 李晨,夏阳.炙甘草汤治疗月经过少 32 例[J].河南中医,2014,34(5):807-808.

3.《绛雪园古方选注》(王子接) 人参、麻仁之甘以润脾津;生地、阿胶之咸苦,以滋肝液;重用地、冬浊味,恐其不能上升,故君以炙甘草之气厚、桂枝之轻扬,载引地、冬上承肺燥,佐以清酒芳香入血,引领地、冬归心复脉;仍使以姜、枣和营卫,则津液悉上供于心肺矣。脉络之病,取重心经,故又名复脉。

4.《血证论》(唐宗海) 此方为补血之大剂……姜、枣、参、草中焦取汁,桂枝入心化气,变化而赤;然桂性辛烈能伤血,故重使生地、麦冬、芝麻以清润之,使桂枝雄烈之气变为柔和,生血而不伤血;又得阿胶潜伏血脉,使输于血海,下藏于肝。合观此方,生血之源,导血之流,真补血之第一方,未可轻议加减也。

5.《成方便读》(张秉成) 方中生地、阿胶、麦冬补心之阴;人参、甘草益心之阳;桂枝、生姜、清酒以散外来寒邪;麻仁、大枣以润内腑之枯槁。

6.《伤寒贯珠集》(尤在泾) 脉结代者,邪气阻滞而营卫涩少也;心动悸者,神气不振而都城震惊也。是虽有邪气,而攻取之法无所施矣。

附2 类方鉴别(见表20)

表20 炙甘草汤类方鉴别

方名	原文	病机	症状	组成	治则
炙甘草汤	伤寒,脉结代,心动悸,炙甘草汤主之	阴血不足,阳气虚弱或虚劳	脉结代,心动悸,虚羸少气,舌光少苔,或质干而瘦小者,或干咳无痰,或咳吐涎沫,量少,形瘦短气,虚烦不眠,自汗盗汗,咽干舌燥,大便干结,脉虚数	炙甘草、人参、大枣、阿胶、生地、麦冬、火麻仁、桂枝、生姜、清酒	滋阴养血,益气温阳,复脉定悸
加减复脉汤	风温、温热、温疫、温毒、冬温,邪在阳明久羁,或已下,或未下,身热,面赤,口干舌燥,甚则齿黑唇裂,脉沉实者,仍可下;脉虚大,手足心热甚于手足背者,加减复脉汤主之	温热病后期,邪热久羁,阴液亏虚	身热面赤,口干舌燥,脉虚大,手足心热甚于手足背者	炙甘草、干地黄、白芍、麦冬、阿胶、火麻仁	滋阴养血,生津润燥

续表

方名	原文	病机	症状	组成	治则
三甲复脉汤	下焦温病,热深厥甚,脉细促,心中憺憺大动,甚则心中痛者,三甲复脉汤主之	温邪深入下焦,热深厥甚	神倦瘈疭,脉气虚弱,舌绛苔少,时时欲脱者	炙甘草、干地黄、生白芍、麦冬、阿胶、火麻仁、生牡蛎、生鳖甲、生龟板	滋阴潜镇
大定风珠	热邪久羁,吸烁真阴,或因误表,或因妄攻,神倦,瘈疭,脉气虚弱,舌绛苔少,时时欲脱者,大定风珠主之	主下焦温病,热邪久羁,吸烁真阴	神倦瘈疭,脉气虚弱,舌绛苔少,时时欲脱者	生白芍、阿胶、生龟板、干地黄、火麻仁、五味子、生牡蛎、麦冬、炙甘草、鸡子黄、鳖甲	滋阴养液,柔肝熄风